읽으면 눈이
좋아지는 책

읽으면 눈이

후카사쿠 히데하루 지음

60년에서 100년으로
눈의 건강수명 늘리기

김동연 옮김

좋아지는 책

한스미디어

제3장

적극적으로 쉬면 눈이 젊어진다

제4장

우리를 괴롭히는 눈 질환과 최신 치료법   121

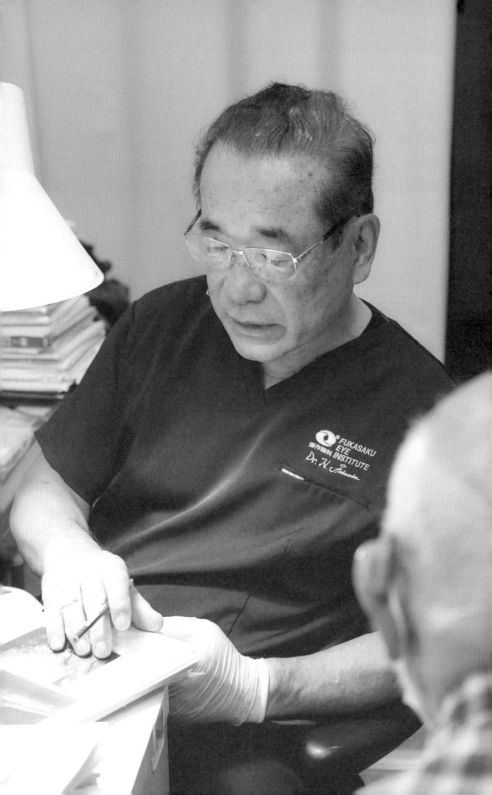

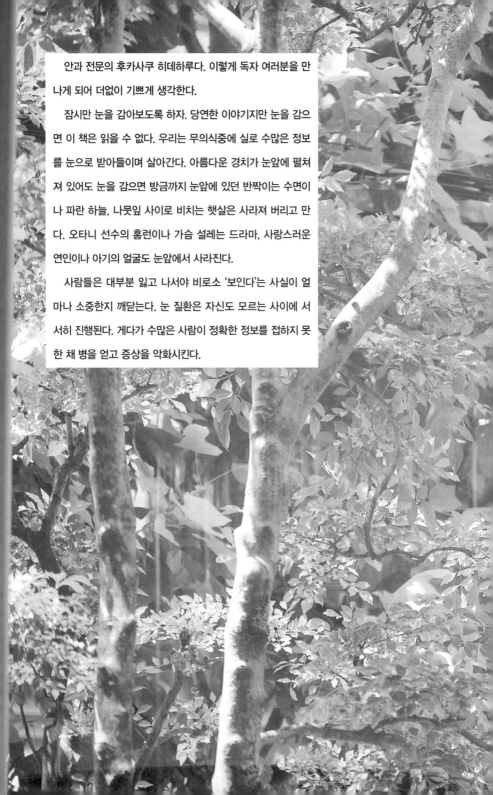

안과 전문의 후카사쿠 히데하루다. 이렇게 독자 여러분을 만나게 되어 더없이 기쁘게 생각한다.

잠시만 눈을 감아보도록 하자. 당연한 이야기지만 눈을 감으면 이 책은 읽을 수 없다. 우리는 무의식중에 실로 수많은 정보를 눈으로 받아들이며 살아간다. 아름다운 경치가 눈앞에 펼쳐져 있어도 눈을 감으면 방금까지 눈앞에 있던 반짝이는 수면이나 파란 하늘, 나뭇잎 사이로 비치는 햇살은 사라져 버리고 만다. 오타니 선수의 홈런이나 가슴 설레는 드라마, 사랑스러운 연인이나 아기의 얼굴도 눈앞에서 사라진다.

사람들은 대부분 잃고 나서야 비로소 '보인다'는 사실이 얼마나 소중한지 깨닫는다. 눈 질환은 자신도 모르는 사이에 서서히 진행된다. 게다가 수많은 사람이 정확한 정보를 접하지 못한 채 병을 얻고 증상을 악화시킨다.

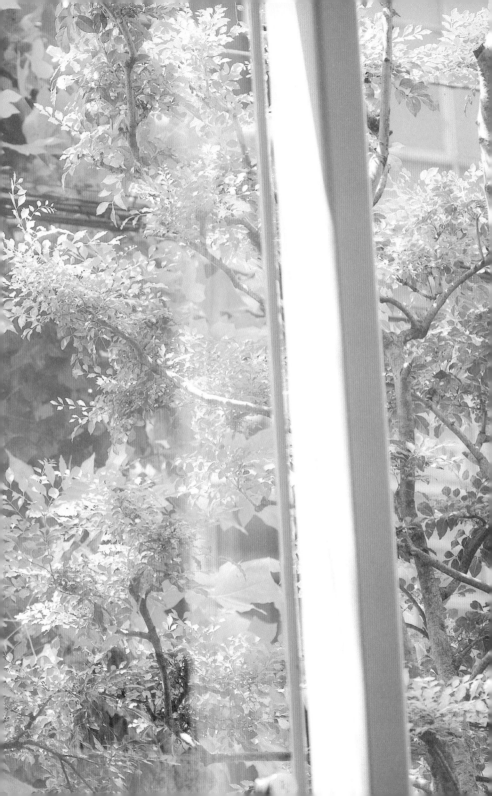

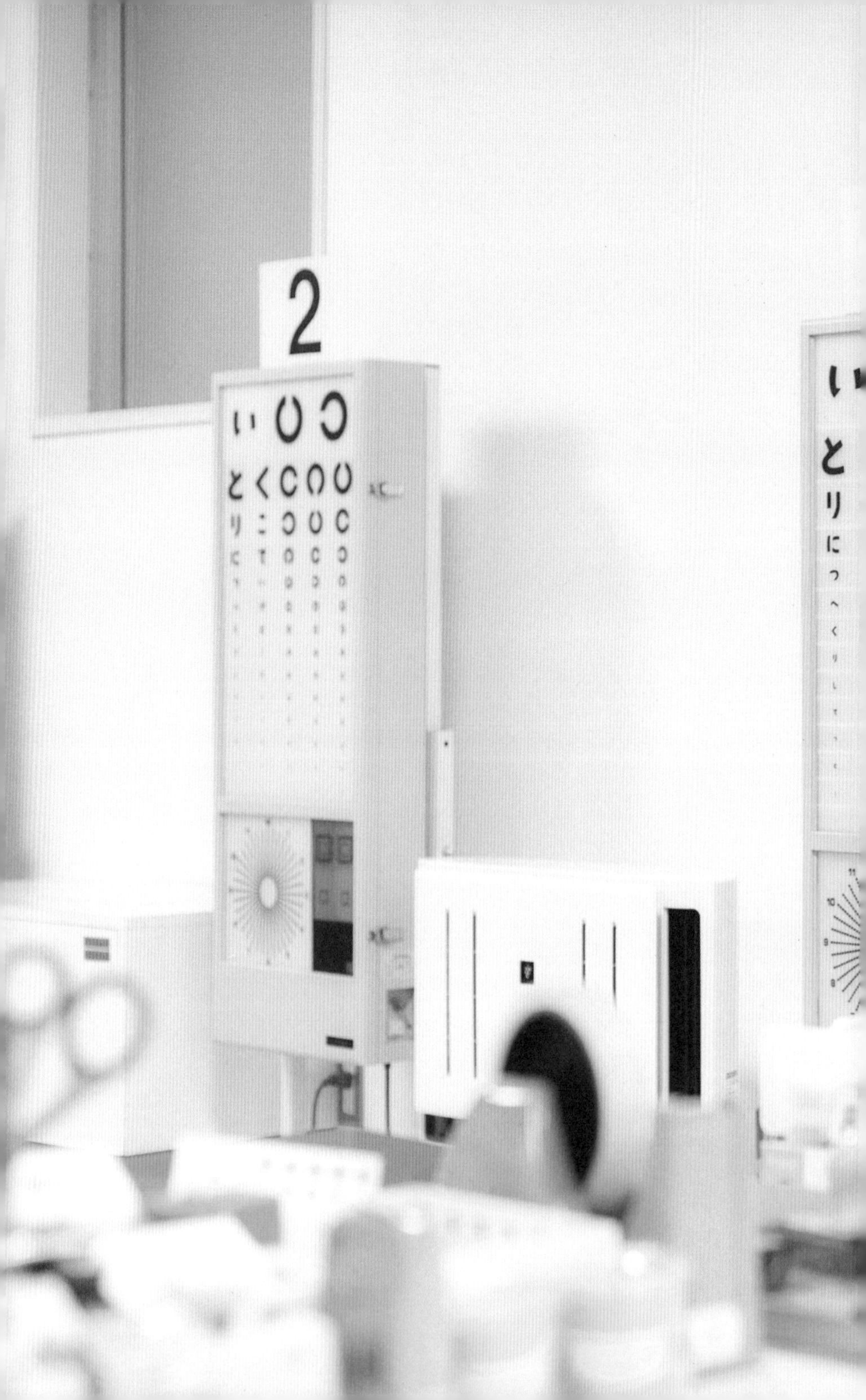
2

요즘에는 일본에서도 생명 연장을 돕는 의학이 발달했다. 그 덕에 일본은 세계 최장수 국가가 되었고, 바야흐로 100세 시대를 눈앞에 두고 있다. 그러나 눈의 '수명'은 60에서 70년 정도로 그보다 훨씬 짧다. 전쟁 직후의 일본처럼 평균 수명이 50대였던 시절에는 눈의 수명이 다하기 전에 삶이 끝나서 눈 질환을 신경 쓸 필요가 없었지만 이제는 수명이 100세인 시대다. 즉, 100년 동안 건강한 시력을 유지할 수 있도록 준비해야 한다는 뜻이다. 만약 충분한 준비 없이 장수 시대를 맞이한다면 인생의 후반부에 눈 질환이나 시력 장애로 생활에 지장을 겪는 사람들이 상대적으로 많아질 것으로 예상된다.

이 책을 쓰는 목적은 독자 여러분에게 평생 건강한 시력을 유지하는 방법을 알려드리기 위해서이다. 눈에 대한 올바른 지식을 습득하고, 예방법과 치료법을 이해하여 눈을 지키기 위한 최적의 판단을 내리기를 바란다.

하지만 눈에 관한 지식은 의사에게조차 어려운 측면이 있어서 여러분이 따라가기 어렵다고 느끼는 내용이 포함되어 있을 수도 있다. 그렇지만 나에게는 널리 알려지지 않은 진실을 여러분에게 전해야 한다는 사명감이 있다. 어렵게 느껴지는 부분은 건너뛰며 읽더라도 꼭 이 책에서 유용한 정보를 얻어 인생에 활용하기를 바란다.

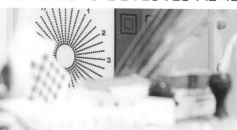

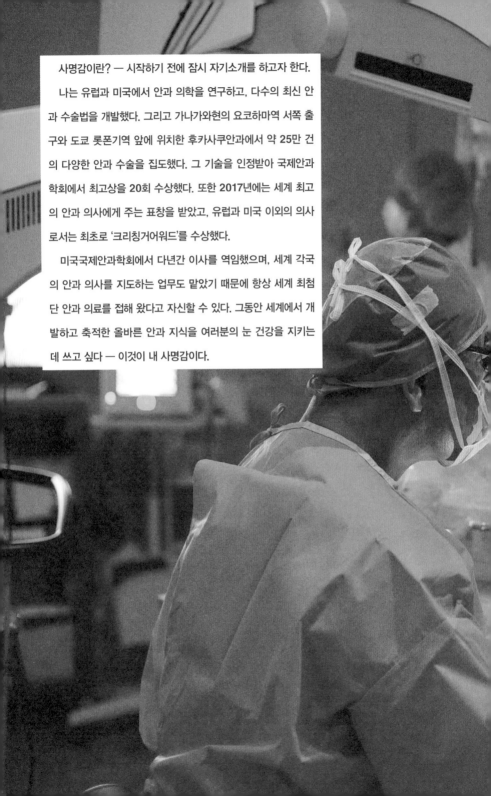

사명감이란? — 시작하기 전에 잠시 자기소개를 하고자 한다.

나는 유럽과 미국에서 안과 의학을 연구하고, 다수의 최신 안과 수술법을 개발했다. 그리고 가나가와현의 요코하마역 서쪽 출구와 도쿄 롯폰기역 앞에 위치한 후카사쿠안과에서 약 25만 건의 다양한 안과 수술을 집도했다. 그 기술을 인정받아 국제안과학회에서 최고상을 20회 수상했다. 또한 2017년에는 세계 최고의 안과 의사에게 주는 표창을 받았고, 유럽과 미국 이외의 의사로서는 최초로 '크리칭거어워드'를 수상했다.

미국국제안과학회에서 다년간 이사를 역임했으며, 세계 각국의 안과 의사를 지도하는 업무도 맡았기 때문에 항상 세계 최첨단 안과 의료를 접해 왔다고 자신할 수 있다. 그동안 세계에서 개발하고 축적한 올바른 안과 지식을 여러분의 눈 건강을 지키는 데 쓰고 싶다 — 이것이 내 사명감이다.

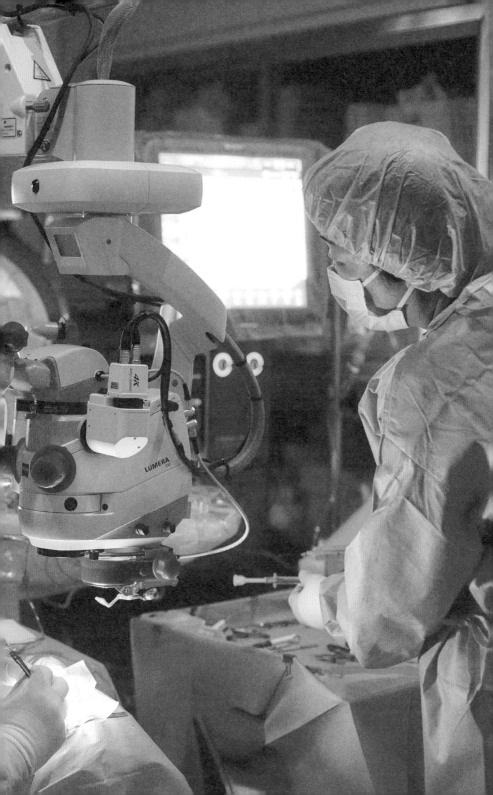

또한 의사이면서 동시에 미대 대학원을 졸업하고 창작과 발표 활동을 이어가는 화가이기도 하다. 어릴 적 세 가지 장래 희망이 있었는데, 그중 두 가지가 의사와 화가였다.

이 두 가지 꿈의 공통 분모이면서 어려서부터 특별한 관심을 기울였던 분야가 '무언가를 본다'는 것이었다. 자연이 빚어내는 형상을 비롯하여 사람이 만들어 내는 다양한 조형이나 문양까지 세상은 아름다움으로 가득했고 아무리 보아도 질리지 않았다. 그렇게 눈에 비치는 것을 이해하는 뇌와 아름다움을 느끼는 마음에 관심을 가지고 안과 의사가 되었고, 뇌와 정신의학을 연구하며 나아가 화가까지 되었다.

'본다'는 것을 의학과 과학, 그리고 예술적 관점에서 탐구하고 규명한다. 나는 이 주제에 몰두했고 인생의 대부분 시간을 여기에 쓰고 있다. 이 책에서는 그림 이야기도 곁들이면서 '본다'는 것의 소중함과 눈에 관련된 질환, 그리고 최신 치료법에 관한 지식을 여러분에게 전하려 한다.

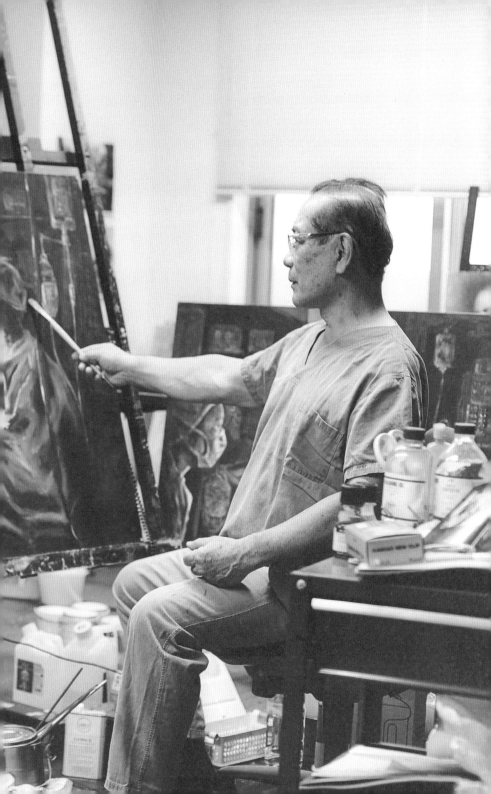

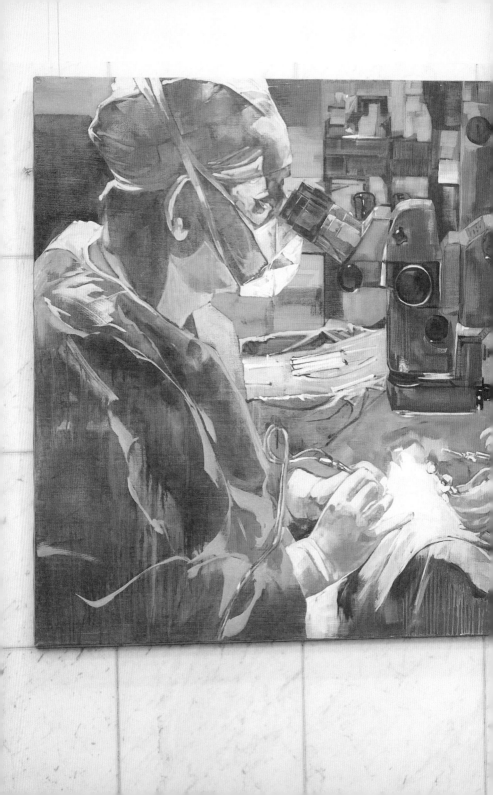

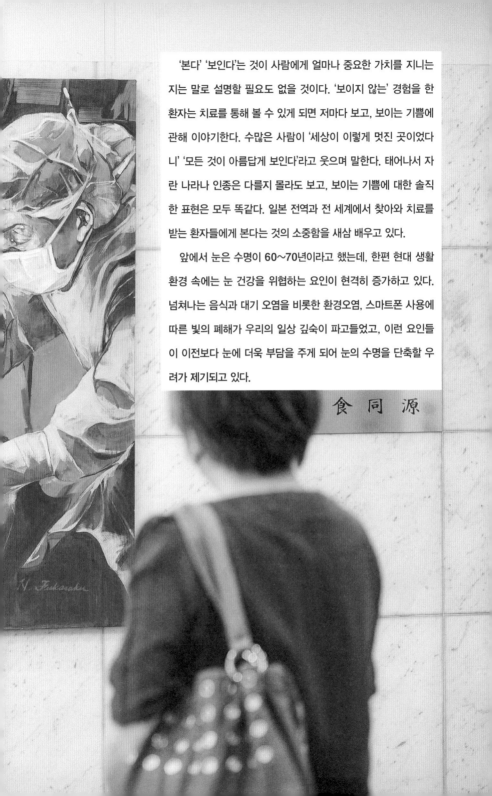

'본다' '보인다'는 것이 사람에게 얼마나 중요한 가치를 지니는 지는 말로 설명할 필요도 없을 것이다. '보이지 않는' 경험을 한 환자는 치료를 통해 볼 수 있게 되면 저마다 보고, 보이는 기쁨에 관해 이야기한다. 수많은 사람이 '세상이 이렇게 멋진 곳이었다니' '모든 것이 아름답게 보인다'라고 웃으며 말한다. 태어나서 자란 나라나 인종은 다를지 몰라도 보고, 보이는 기쁨에 대한 솔직한 표현은 모두 똑같다. 일본 전역과 전 세계에서 찾아와 치료를 받는 환자들에게 본다는 것의 소중함을 새삼 배우고 있다.

앞에서 눈은 수명이 60~70년이라고 했는데, 한편 현대 생활 환경 속에는 눈 건강을 위협하는 요인이 현격히 증가하고 있다. 넘쳐나는 음식과 대기 오염을 비롯한 환경오염, 스마트폰 사용에 따른 빛의 폐해가 우리의 일상 깊숙이 파고들었고, 이런 요인들이 이전보다 눈에 더욱 부담을 주게 되어 눈의 수명을 단축할 우려가 제기되고 있다.

하지만 희망은 있다. 눈의 기능 유지에 효과가 있는 방법들이 여럿 밝혀져 있다. 다양하고 새로운 수술법의 등장으로 그동안 치료하지 못했던 질환을 치료할 수 있게 되었을 뿐만 아니라 눈의 기능을 한층 더 강화할 수도 있는 시대다. 눈의 기능적 쇠퇴나 질환을 예방하는 효과가 입증된 보충제 등도 나와 있다.

인류의 수명이 길어지면서 '건강 수명'의 연장이 세계적인 과제가 되었다. 특히 눈의 수명 연장은 무엇보다 중요한 가치라 할수 있다. 이 책에서는 '보인다'라는 말의 본질에 대해 먼저 짚는다. 그리고 눈에 이로운 생활법을 비롯하여 질환의 징조를 놓치지 않는 법, 질환에 대처하는 법 등 보는 힘을 지키는 방법을 되도록 알기 쉽게 설명할 것이다.

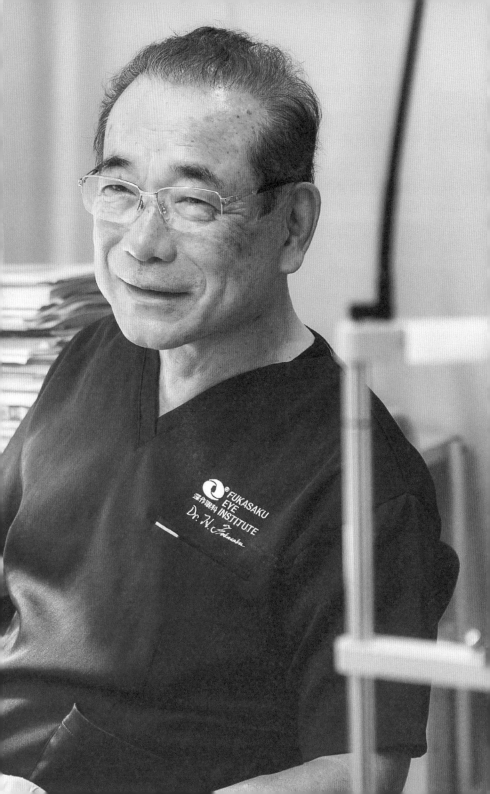

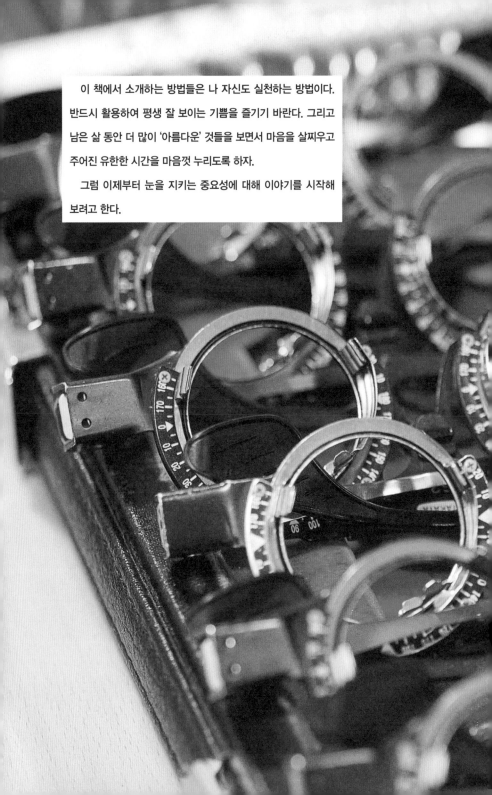

이 책에서 소개하는 방법들은 나 자신도 실천하는 방법이다. 반드시 활용하여 평생 잘 보이는 기쁨을 즐기기 바란다. 그리고 남은 삶 동안 더 많이 '아름다운' 것들을 보면서 마음을 살찌우고 주어진 유한한 시간을 마음껏 누리도록 하자.

그럼 이제부터 눈을 지키는 중요성에 대해 이야기를 시작해 보려고 한다.

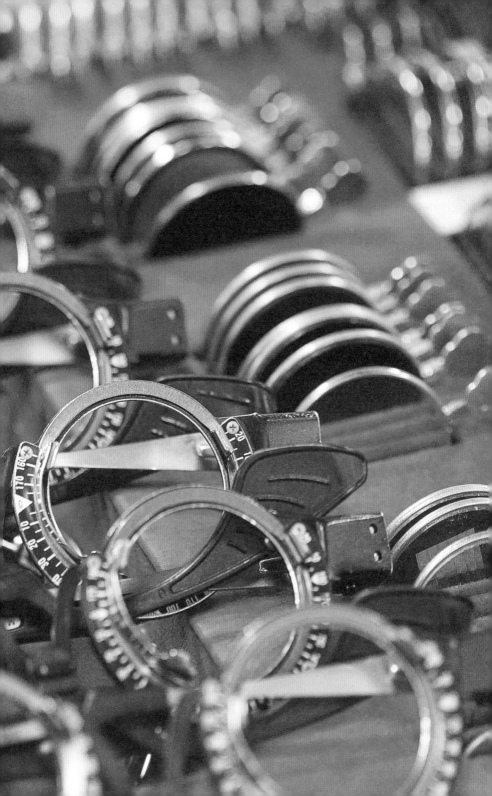

당신은 이 책에서 소개하는 새로운 진실에 눈을 뜨게 된다.

녹내장

'실명을 예방하는 방법은 없다'는 말은 틀렸다.

▶ 치료법은 점안액뿐이라고 하지만 수술로 실명을 막을 수 있다.

백내장

'경과 관찰'은 금물이다.

▶ 방치하면 녹내장도 함께 발생한다. 관찰이 아니라 '빠른 수술'이 중요하다.

노인성황반변성

놓치고 있을 가능성이 있다.

▶ 일본의 독자적인 진단 기준으로 오진할 가능성이 있다.

망막색소변성

치료할 수 있는 질환으로 바뀌고 있다.

▶ 까다로운 유전 질환이지만, 치료 방법은 있다.

망막박리

누구에게나 생길 수 있는 질환 중 하나다.

▶ 현재 일본에서 시행하는 공막죔밀착술은 세계 기준에서
동떨어져 있고 재발 위험도 있다.

제1장

오늘부터 시작하는
100년 시력

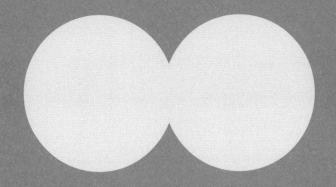

인생을 바꾸는
'보인다'와 '보이지 않는다'

☀ 보이지 않는 것을 보는 눈

오랫동안 시력을 잃었던 어느 환자가 수술로 시력을 되찾고는 기뻐하는 얼굴로 나에게 이렇게 말했다.

"후카사쿠 선생님, 바람을 느낄 수 있게 되었습니다."

실내에서 창문을 통해 나뭇가지나 잎사귀가 바람에 흔들리는 모습을 보면서 바람을 '느낀다'고 표현한 것이다. 바람이 눈에 보이지는 않지만 낙엽이 흩날리면 바람이 부는 것을 알 수 있고, 시간이 흐르며 세상이 움직인다는 것을 느낄 수 있다—고 말이다.

물론 눈이 보이지 않았을 때도 밖으로 나가 바람을 쐬면 바람이 분다는 사실을 알았을 것이다. 하지만 눈이 불편한 사람에게 밖에서 쐬는 바람은 두려움으로 다가온다. 긴장감 때문에 느끼고 있을 상황이 아니었을지도 모른다.

그렇다고 실내에만 있으면 삼라만상의 변화를 감지하기 어려워서 마치 세상이 멈춰 버린 듯한 느낌이 든다고 한다. 비유하면 '깊은 우물 속처럼 아무것도 느끼지 못하는, 감각이 차단된 세계'에서 살고 있다는 것이다. 이는 필시 불안과 깊은 고독을 안겨주는 경험이었으리라.

그렇다. 눈은 보이는 것뿐만 아니라 보이지 않는 것도 보게 해준다—이것이 바로 눈이다. 애써 의식하지 않아도 자기 자신이 세상과 연결되어 있다고 느끼며 안도한다. 무언가를 본다는 말은 그저 눈앞에 있는 것을 본다는 뜻이 아니다.

수많은 환자를 접하면서 나는 '진정으로 눈의 소중함을 깨닫는 순간은 시력을 잃었을 때가 아닐까?' 하고 생각하게 되었다. 하지만 사람들은 평소에 그런 생각을 하지 않는다. 소중한 눈—그런데도 자신도 모르는 사이에, 별로 소중하다는 의식도 없이 함부로 대하고 있는 것은 아닐까?

☀ 보이기에 눈빛은 말을 한다

'눈은 마음의 창'이라는 말처럼 눈은 감정을 전달하기도 한다. 그렇지만 이는 보이기에 가능한 일이다. 에드가 드가는 발레리나를 소재로 한 작품을 많이 그린 것으로 유명한 프랑스의 화가다. 그의 〈발레리나〉 시리즈는 일본에서도 인기가 많은 서양화다. 그런 드가의 그림을 보고 눈이 보이지 않으면 눈빛은 감정을 표현하지 않는다는 사실을 실감한 적이 있다.

그 작품은 미국의 워싱턴내셔널갤러리가 소장한 〈마담 르네 드 가스〉로, 드가의 동생이자 르네의 아내였던 맹인 여성 에스텔의 초상화이다. 안과 전문의인 나는 눈이 보이지 않는 환자를 접하는 경우가 많아서 아무것도 보이지 않는 사람의 '시선의 존재감'을 알고 있다. 드가가 그린 초상화 속의 에스텔은 경직된 표정에 공허한 눈빛은 아무런 말을 하지 않는다. 드가는 정확한 관찰력과 회화 기술로 앞이 보이지 않는 사람의 눈이 보여 주는 독특한 존재감을 정확하게 묘사하고 있다.

☀ 누구나 실명할 수 있다?

실명이라고 하면 자신과는 상관없는 문제라고 생각하는 사람

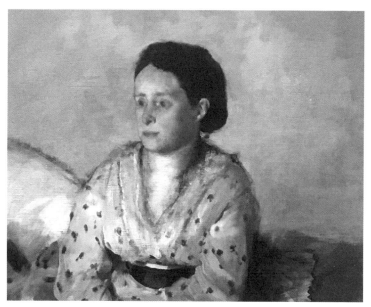

〈마담 르네 드 가스〉(일부) 1872년, 에드가 드가, 워싱턴내셔널갤러리 소장(저자 촬영)

도 있겠지만, 100세 인생 시대가 된 오늘날, 삶의 어느 한 시점에
서 타고난 수명 60~70년인 눈이 그 빛을 잃을 가능성은 말 그대
로 '누구에게나' 존재한다.

　일본의 장애인등록증 발행 부수로 추정하는 '시각 장애의 원
인이 된 눈 질환'은 전부 우리에게 익숙한 질환이다. 최근 일본인의
실명 원인은 1위가 녹내장, 2위가 당뇨망막병증, 3위가 망막색소변성, 4위가
노인성황반변성, 5위가 맥락망막위축이다(다만, 이는 신체장애인 중 실명
에 따른 시각장애인을 신청한 사람의 통계이므로 실제 실명자 수의 순위

라고 보기는 어렵다).

그리고 가장 널리 알려진 눈 질환인 백내장으로 실명하는 사례도 있으므로 실제로 누구에게나 생길 수 있는 일이라고 해도 과언은 아니다.

또한 4위인 노인성황반변성은 전 세계적으로 선진국의 실명 원인 1위인 질환이고, 미국에만 1,400만 명의 환자가 있다고 알려져 있다. 따라서 인구 대비로 볼 때 일본에도 약 500만 명의 환자가 있다고 보아야 한다. 뒤에서 다시 설명하겠지만, 국제 기준에서 보면 일본의 노인성황반변성의 진단 기준은 잘못되었다. 이 질환이 실명 원인 4위에 그치는 이유는 일본의 독자적인 기준으로 인해 정확하게 진단하기가 어렵기 때문이다.

실명은 특별한 일도, 드문 일도 결코 아니다―그래서 나는 독자 여러분이 그렇게 되지 않기를 바라며 이 책을 썼다. 실명의 원인이 되는 질환에 어떤 것이 있는지는 뒤에서 소개하고자 한다.

사랑이 담긴 눈빛은 여러분의 소중한 사람에게 때로는 말로다 표현하지 못한 마음을 전달한다. 할 수만 있다면 마음을 전하는 눈빛, 그리고 보는 힘을 끝까지 잃지 않고 살아가고 싶다. 오늘날에는 약간의 노력과 대비, 병에 걸렸을 때의 적절한 대처를 통해 그 바람을 충분히 이룰 수 있다.

보는 것과 뇌의
깊은 관계

👁 시력과 치매의 깊은 관계

최근 몇 년 사이에 치매가 주목을 받고 있다. 고령 사회라면 당연히 많은 사람이 관심을 기울이는 문제이다. 치매의 원인이 되는 질환 중에 최근 고가의 신약 개발로 화제가 된 알츠하이머병이 있다. 알츠하이머병이 뇌를 위축시켜 알츠하이머형 치매를 일으키는 질환이다. 그 상세한 메커니즘에 관해서는 이 책에서 다루지 않겠지만, 뇌 위축 이외에도 치매의 원인 중 상당 부분을 차지하는 것이 바로 시력 장애다.

백내장 수술 환자 중에는 고령자가 많은데, 가족들이 치매라고 오해하는 경우가 종종 있다. 80대 후반의 한 환자는 진료 중에 전혀 말을 하지 않아서 딸이 대신 설명했다. 진찰이 끝난 뒤에 딸은 '어머니가 치매가 있으셔서……'라고 귀띔해 주었다. 환자는 백내장과 녹내장이 있었고, 시력도 0.1밖에 되지 않았다.

그 후 환자는 백내장 수술을 받고 나안 시력 1.0을 회복했다. 다초점 렌즈(모든 거리의 초점이 맞는 렌즈)를 이식해서 맨눈으로도 가깝고 먼 거리를 전부 잘 볼 수 있게 되었다. 그러자 어떻게 되었을까. 과묵하다고 생각했던 환자가 다음 진료 때부터 갑자기 말이 많아졌다. 환자는 '야구를 좋아해서 텔레비전을 즐겨 보았지만, 시력이 나빠져서 볼 수 없게 되어 일상이 지루했다. 길도 제대로 보이지 않아서 걷기가 두려웠고, 외출하는 일이 줄면서 집안에만 틀어박혀 지냈다'고 이야기했다. 시력을 회복한 뒤로는 좋아하던 텔레비전 야구 중계도 보고, 낮에는 산책도 할 수 있어서 정말 기쁘다는 말도 했다. 또 신문과 책 읽기도 다시 시작했다며 행복한 표정을 지었다.

이 환자는 뇌 위축으로 인한 치매가 아니었다. 그저 시력을 잃고 삶에 대한 의욕을 상실하면서 치매로 오인된 것이었다. 환자는 수술로 시력을 되찾고 나서는 하루하루 사는 즐거움을 느꼈고 삶의 의욕도 되찾았다. 이처럼 눈이 보이지 않게 되면서 '치매 상태'가 된 환자가 적지 않다.

☀ 본다는 것은 뇌의 인지기능 그 자체

본다는 것은 눈으로 들어온 전기신호를 뇌가 해석하는 행위다. 따라서 본다는 행위는 뇌의 인지기능 그 자체이기도 하다. 눈으로 정보가 들어오지 않는다는 말은 외부 세계에서 들어오는 섬세하며 흥미로운 중요 정보가 차단된다는 뜻이다.

뇌의 활동은 이 단계에서 억압된다. 집안에 틀어박혀 말 한마디도 하지 않게 된다. 그러는 사이에 평소 반응도 점차 둔해진다. 가족들이 부모가 치매에 걸렸다고 여겨도 무리가 아니다. 하지만 이 대부분은 눈에 이상이 발생하면서 생기는 변화다.

알츠하이머병은 뇌 위축에 따른 장애지만, **치매의 상당수는 시각기능의 저하로 초래된다고 느낀다.** 즉, 치매 상태이기는 하지만 눈 수술을 통해 치료가 가능한 상태이므로 이른바 '거짓치매'이고, 눈이 보이면 개선될 수 있는 것이다.

나아가 앞에서 소개한 환자의 사례에서 알 수 있듯이 눈이 나쁘면 잘 보이지 않아서 밖에 나가기를 두려워하고 외출을 꺼리게 된다. 그런데 고령자는 걷지 않으면 다리의 근육이나 관절의 기능이 급격히 쇠약해진다. 움직이지 않으면 식욕도 생기지 않고, 그로 인해 영양이 부족해져 질병에도 잘 걸린다. 지금까지 건강하던 사람이 휠체어를 타거나 누워지내기도 한다. 환자 본인의 생활이 불편한 것은 물론이고 간병하는 가족의 부담도 커진다.

올바른 안과 지식이 중요한 이유는 단지 눈만을 위해서가 아니다. 안과는 '기능외과'라고 불린다. 요컨대 눈이 보이게 되면서 더없이 소중한 시력 기능을 회복하고, 삶의 의미를 재발견하는 '기능을 개선하는 과'라는 뜻이다. 그래서 환자의 삶의 질을 개선하고 의욕을 회복시키는 일이 안과 의사에게는 가장 큰 보람이다.

많은 사람이 이 책을 통해서 정확한 사실을 깨우치기를 바란다. 그리고 눈을 지키고, 눈에 이상이나 질환이 생겼을 때 적절히 대처하는 것이 얼마나 중요한지 전하고자 한다. 어렵고 자세한 내용을 일부러 생략한 부분도 많이 있으니 더 상세히 알고 싶은 사람은 기존 저서를 참고해 주기 바란다.

요즘처럼 평균 수명이 늘어난 사회에서는 치매 예방도 중요하지만, 삶의 질을 높이려면 시각 기능을 평생 잘 유지하는 일이 무엇보다 필수적이다. 이제부터는 눈을 지키기 위해 알아 두어야 할 눈의 구조에 대해 살펴보자.

눈을 지키기 위해
알아두어야 할 사항

☀ 눈에 부담을 주는 일상생활

인생에 없어서는 안 되는 정보나 그리운 추억의 실마리를 보여 주는 눈의 '구조'에 대해 여러분은 얼마나 알고 있는가? 눈에 문제가 있어서 병원을 찾는 환자들도 질병에 대해서는 알아보더라도 눈의 구조까지는 모르는 경우가 많다. 일반 사람들은 대부분 모를 것이다.

구조를 몰라도 보는 데는 전혀 지장이 없긴 하다. 하지만 눈을 지킬 목적으로 눈 질환을 정확하게 이해하려면 최소한의 이해가 필요하다. 여기에서는 먼저 눈의 구조에 대해 알아보자.

눈은 어떻게 물체를 볼까? 이 과정을 알면 현재 내가 실천하고 있고, 이제부터 여러분에게도 소개할 '눈을 지키는 방법'을 이해하는 데 도움이 될 것이다. 건강한 몸을 위해 어떤 행동을 할 때 그 행동에 어떤 의미나 효과가 있는지를 알면 그 행위를 지속하는 데 매우 중요하다. 아무리 훌륭한 방법이라도 지속하고 습관으로 만들지 않으면 좀처럼 효과를 보기 어렵다. 일상 속 건강 만들기란 그런 것이다.

또 최근 들어 증가하는 생활 속 눈의 부담에 대해 이해하는 데에도 도움이 될 것이다. 구조라고 하면 조금 딱딱한 이미지를 떠올릴 수도 있다. 그러나 환자들에게 질환을 설명하면서 눈의 구조에 대해 이야기하면 자신의 눈이 생각했던 것보다 더 정밀하고 뛰어난 기능을 지녔다며 감탄하는 사람도 적지 않다.

☀ 외상에 극단적으로 약한 노출된 장기, 눈

나는 '눈은 목숨 다음으로 중요하다'고 여기는 사람이다. 그 이유는 눈이 다른 기관과는 다른 특별한 존재이기 때문이다.

어떤 면이 특별할까? 그것은 바로 눈이 외부로 '노출되어' 있다는 점이다. 신체의 주요 기관 대부분은 무언가로부터 보호를 받고 있다. 뇌는 머리뼈가 지키고, 심장과 폐는 갈비뼈가 보호한다. 장기는 외부 세계와 접하는 피부를 제외하고 전부 보호를 받는다. 그러나 눈은 빛을 받아들이는 역할로 인해 외부로 노출되어 있어서 외부의 적으로부터 보호를 받지 못한다.

눈은 일상에서 가장 빈번히 사용하는 고도로 복잡한 기관이면서 바깥으로 노출된 장기이다. 외상에 대단히 취약한 정밀하고 섬세한 장기—그것이 바로 눈이다.

☀ 본다는 것은 눈이 아니라 '뇌'의 작용이다

사람은 눈으로 사물을 본다고 여기기 쉽지만, 본다는 행위는 뇌의 작용이다. 카메라에 비유하면 눈은 렌즈와 필름, 모니터를 겸비하고 있다.

눈의 기능은 크게 두 갈래로 나뉜다. 하나는 빛을 받아들이고 이를 망막의 시각세포에서 전기신호로 바꾸는 계통이다. 다른 하나는 이 전기신호를 뇌에 전달하는 시신경 전달 계통이다. 먼저 빛을 받아들이는 계통에 대해 간단히 알아보자.

눈으로 들어온 빛은 검은자위를 감싼 투명한 돔인 각막과 카메라 렌즈에 해당하는 수정체를 통과하여 안쪽으로 꺾이면서 망막 위에서 상을 맺는다. 망막은 카메라의 필름에 해당한다.

수정체는 두께를 조절하여 빛이 꺾이는 각도를 바꾸는데(굴절력이라고 한다), 이를 통해 원거리뿐만 아니라 가까이에서 들어온 빛을 크게 꺾어서 근거리도 볼 수 있다. 근거리를 볼 때는 섬모체라고 불리는 근육이 긴장하고 그 탄성으로 수정체가 두께를 늘려서 굴절력을 높인다. 이처럼 근거리를 보기 위해 수정체가 두께를 바꾸는 과정을 '조절'이라고 한다.

이렇게 들어온 빛이 망막에 있는 시각세포에 도달하면 단백질이 분해되면서 전기 신호를 일으킨다. 눈으로 들어온 빛이 시각세

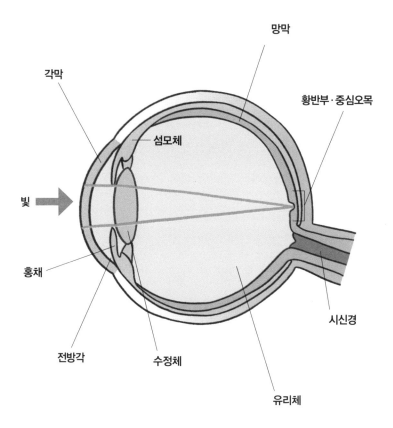

포에서 전기신호로 바뀌는 과정까지가 첫 번째 계통이다.

그리고 나서 두 번째 계통으로 이어진다. 전기신호가 시신경을 통과하여 뇌로 전달된다. 눈에서 뇌로 전달된 전기신호를 해석하는 것은 뇌세포이다.

전기신호는 먼저 뇌 뒤쪽에 있는 뒤통수엽으로 전달되고, 일차시각겉질(V1)이라는 시각신호 분배소에서 다양한 요소—선, 기울기, 색 등—로 분류된 다음, 상세한 요소 정보가 각각의 세포에 기록된다.

일차시각겉질(V1)은 시각연합영역이라고 불리는 후뇌 겉질로 싸여 있고, 각각의 시각겉질은 담당하는 영역이 서로 다르다. 예를 들어 V3라고 불리는 곳에서는 기울기 같은 형태 정보를, V4라고 불리는 곳에서는 색을 받아들인다. 뇌 질환 등으로 V4에 장애가 생기면 색을 해석하지 못해서 색이 존재하지 않게 된다.

이 밖에도 윤곽이나 동작 등 인식하는 대상이 각기 다른 '시각겉질'이 존재하고, 각각의 장소가 자극을 받아서 시각이 성립한다(41쪽). 각각의 장소로 분배된 정보는 이어서 측뇌로 전달되고 여기에서 이미지가 재조합된다. 이 이미지가 무엇인지 해석하는 역할은 뇌 앞쪽에 있는 이마엽이 담당한다. 학습을 거듭하는 이마엽은 과거의 기억과 연결 지어 이 전기신호가 무엇을 보고 있는지 해석한다. 즉, 무언가를 볼 때 빛 정보를 처음 받아들이는 것은 눈이지만, 무엇을 보고 있는지를 기억하거나 인식하는 일은 뇌가 담당한다.

빛 정보를 받아들이는 안구는 그 구조가 매우 복잡하고 섬세하며 정밀하다. 매우 상처받기 쉬운 기관인데도 외부로 노출되어 있어서 조심히 다뤄야 한다. 어느 한 조직만 손상되어도 보는 데 영향을 준다.

그리고 뇌도 시각 기능과 관련된 부위가 손상되면 설사 안구의 모든 조직이 건강하다고 하더라도 손상된 뇌 부위가 담당하는 시각 기능은 상실된다. 예를 들어, 뇌경색으로 수정체의 두께를 조절하는 '눈돌림신경핵'에 이상이 생기면 초점을 제대로 맞추지 못하는 시각 장애가 생긴다. 만약 시각연합영역이 손상되면 색을 이상하게 인식하거나 아예 인식하지 못하게 된다.

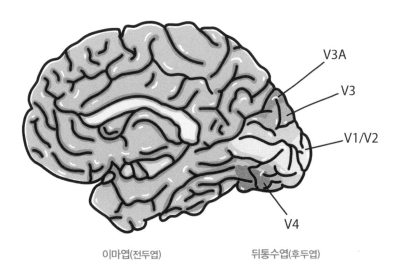

이마엽(전두엽)   뒤통수엽(후두엽)

보는 행위가 눈의 단독 기능이 아니라 뇌와 연동되는 기능이어서, 나는 안과 의사로서 뇌에 관해서도 연구를 이어왔다. 환자에게는 눈 조직뿐만 아니라 시각 기능 전체가 중요하므로 안과 의사는 뇌 과학이나 뇌 의학에도 정통할 필요가 있다.

안과 의학과 관련 분야를 연구하면 할수록 본다는 행위가 얼마나 훌륭한 일인지 다시 한번 느끼게 하는 배움이 많았다. 그리고 화가로서 활동하고, 위대한 화가들의 작품을 이해하는 데도 큰 도움이 되었다. 여러분도 흥미를 느낄만한 사항을 몇 가지 소개하고자 한다.

사람은 어떻게 볼까?

먼저 사람은 어떻게 보는지 그 방법에 대해서 이야기하려고 한다. 앞서 눈의 구조상 빛 정보를 받아들이는 부분을 망막이라고 소개했다. 좀 더 엄밀히 말하면 망막에 있는 시각세포가 빛을 포착한다. 다만 이 시각세포는 균일하게 분포되어 있지 않다.

망막의 중심부에는 밝은 장소에서 미세한 형태와 색을 구별하는 '원뿔세포'가 모여 있는 황반부가 있다. 한편 망막 주변부에는 밝기에 감수성이 매우 높은 '막대세포'라고 하는 세포가 모여 있다. **원뿔세포로 보는 것을 '중심시', 막대세포로 보는 것을 '주변시'라고 한다.**

예를 들어 눈앞으로 무언가가 획 하고 날아가면 망막 주변에 밀집한 막대세포의 주변시로 대략적인 이미지를 파악한다. 그리고 날아간 대상을 눈으로 좇으면서 시선을 돌려 망막 중심에 있는 황반부의 중심시로 물체의 색이나 형태를 확인한다. 먼저 움직임을 포착하는 것은 막대세포, 색의 선명도나 날개의 모양 등 자세한 형태를 파악하는 것은 원뿔세포다. 그렇게 우리는 '저것은 새다'라고 인식한다. 막대세포는 주변시 이외에도 어두운 곳에서 빛을 감지하는 '암순응(暗順應)'이라는 반응을 담당한다.

영화관에 들어간 직후에는 주변이 깜깜해서 아무것도 보이지 않지만, 조금 지나면 눈이 익숙해지면서 좌석이나 사람 모습이 보이기 시작한다. 이것이 암순응이다. 어둠 속에서 막대세포의 감수성이 올라가면서 보이게 되는 현상이다.

☀ 주변시와 중심시로 나누어서 본다

중심시와 주변시—이 두 가지는 화가의 관찰법과 사진의 차이를 비교하면 쉽게 이해할 수 있다. 사진은 정중앙뿐만 아니라 초점이 어디든 전체를 선명하게 담아낸다. 하지만 옆 페이지의 가벼운 스케치 그림을 참조 바란다. 이 그림은 그리스의 미코노스섬으로 출장을 갔을 때 본 풍차를 대략 15분 정도에 걸쳐 그린 것으로 사진과는 완전히 다른 '순간적인' 인상을 담고 있다.

이 스케치와 비슷한 방식으로 보는 것이 인간의 눈이다. 즉, 인간은 보통 '주변시'를 중심으로 전체상을 파악한다.

자신이 사물을 볼 때를 떠올려 보면 알 수 있을 것이다. 거리를 걸을 때 풍경이나 사람들의 군상을 무심코 보다가 흥미를 끄는 무언가를 발견하면 그쪽으로 시선을 돌려 더 자세한 정보를 파악하려 한다. 지나가는 행인들의 얼굴은 거의 인식하지 못하지만, 약속 장소에서 기다리는 연인의 모습을 발견하면 그곳에 시선이 고정되면서 연인의 구체적인 형태나 색을 중심시로 확인한다.

스포츠 세계에서도 주변시를 이용한다. 검도 선수는 죽도를 보지 않고 상대의 눈을 본다. 죽도의 움직임은 주변시로 파악할

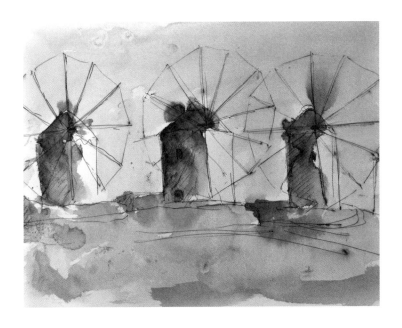

수 있다. 체조 선수는 마루나 평균대에서 경기할 때 먼 곳을 보고 연기한다. 발밑은 주변시로 보는 편이 전체상과 움직임을 파악하는 데 편리하기 때문이다.

한편, 그림을 그릴 때는 시간을 들여 섬세하게 그리면 시점을 바꾸면서 겹쳐 그릴 수 있어 사진과 꽤 흡사한 그림을 완성할 수 있다. 이는 같은 화면 안에 다른 시간 축에서 본 이미지를 동시에 그려 넣기 때문이다. 나 역시 그림을 그릴 때 의미를 부여하거나 주제를 강조하기 위해서 여러 이미지나 심상 풍경을 혼합해서 한 장의 그림으로 구성할 때가 있다. 우리 병원에 전시된 수술실 전경 그림(18쪽)이 이에 해당한다.

사진이 없던 시절에는 '진짜처럼 그릴 수 있는' 사람이 가장 뛰어난 예술가로서 평가 받았다. 풍차 스케치는 더 자연스럽고 인간다운 시각을 그림으로 표현한 현대적인 예술이라고 할 수 있다. 이 차이를 생각하면 매우 흥미롭다.

속고 싶어 하는 뇌

☀ 색은 뇌가 구분한다

사물을 볼 때 중요한 요소 중 하나가 색(色)을 구분하는 일이다. 인간은 무려 100만 가지의 색을 감지할 수 있다고 한다. 일본에도 전통색이라고 불리는 '루리색(청옥색-옮긴이 주)' '우구이스색(녹갈색-옮긴이 주)' '단풍색'처럼 아름다운 이름이 붙은 색들이 있다. 가령 마음에 드는 옷을 고를 때도 색 요소는 중요하게 작용한다. '마음에 든다'를 선택하는 중요한 정보 중 하나가 색이기 때문이다. 또 신호등처럼 일상에서 상징의 역할을 하는 색도 있다.

그렇다면 색깔의 차이는 대체 어떻게 인식할까? 결론부터 먼저 말하면 색이라는 절댓값은 존재하지 않는다. 색의 본래 정보는 빛(전자파)으로 파장과 방향성을 지닌다. 가시광선에는 약 $400{\sim}800nm$ 의 각기 다른 파장의 빛이 있다. 간단히 말하면, 세 종류의 원뿔세포가 전기신호의 차이로 파장의 다름을 구분해서 색깔로 인식하는 것이다.

더 자세히 설명하면, 색채는 중심시로 본다. 망막의 중심인 황반부에는 세 종류의 원뿔세포가 총 700만여 개나 모여 있다.

긴 적색 파장에 감수성이 높은 L 원뿔세포(적추체)

중간 길이의 녹색 파장에 감수성이 높은 M 원뿔세포(녹추체)

짧은 청색 파장에 감수성이 높은 S 원뿔세포(청추체)

대상에 시선을 고정하여 중심시로 보면 황반부에 빛이 모이는 초점이 생긴다. 그러면 빛이 원뿔세포의 단백질을 분해해서 전기신호를 일으키게 된다. 3종류의 원뿔세포는 전기신호를 일률적으로 보내지 않고 각각의 감수성에 맞는 빛 파장에 반응하여 전기신호를 보낸다. 그 전기신호의 비율 차이를 뇌가 감지하여 색으로 인식한다. 따라서 색은 처음부터 존재하는 것이 아니라 뇌의 학습을 통해 전기신호를 색으로 연결하는 과정에 지나지 않는 것이다.

최종적으로는 형태와 크기 및 위치 등의 다른 정보와 함께 본 것을 재구축하여 이마엽으로 보내고, 이것이 과거의 기억과 맞물려 비교·통합되면서 색을 포함하여 무엇을 보았는지 이해한다.

색은 과거에 본 적이 있는 색에 대한 기억(=학습)을 기반으로 판단이 이루어지기 때문에 이전에 학습한 경험이 있는 색인지 아닌지에 따라 차이가 크다. 수없이 접한 '빨간 사과'를 볼 때는 특별한 판단이 필요 없지만, 색상이 미묘하고 판단의 재료가 되는 학습 경험이 없다면 새롭게 판단하여 이를 기억(=학습)에 새긴다. **즉, 엄밀하게 말하면 사람은 학습 경험에 따라 색에 대한 이해가 달라진다.**

색은 '있다'보다 우리가 자신에게 있는 기능을 이용하여 '보는' 것이다. 색은 학습을 통해 보게 되는 것이다.

☀ 눈이 보이지 않는 사람은 무엇을 볼까?

한편 눈이 보이지 않는 사람에게는 아무것도 보이지 않는가 하면 이야기가 조금 다르다. 눈은 정보가 들어오는 감각기관이고 정보의 해석은 눈 자체가 아니라 뇌가 하는 행위라고 설명했다. **그런데 눈(시각)에서 뇌로 가는 전기 신호가 끊기게 되면 뇌가 제멋대로 전기 신호를 내보내는 경우가 있다.** 이러면 마치 무성의 컬러 영화 같은 영상이 보이게 된다.

시력을 잃은 사람에게서 아무도 없는데 사람이 보이고, 바퀴가 공중을 날거나 자기가 있는 공간이 황금빛 방처럼 보인다는 말을 들을 때가 있다. 많은 사람이 이런 환시가 보이면 머리가 이상해졌나 싶어 놀라지만, 사실 이는 시력을 잃은 사람에게서 나타나는 환시 현상으로, '샤를 보네 증후군'이라고도 한다.

존재하지 않는 것이 보이는 이 기이한 현상은 정신 질환에 의한 환시와는 다르다. 정신 질환에 따른 환시는 소리가 들리고 등장인물이 말을 걸기도 한다. 그러나 눈이 보이지 않게 되면서 나타나는 환시에는 소리가 없다. 그러므로 시력이 나빠지면서 환시가 생기더라도 정신 질환 걱정은 하지 않아도 된다. 환시처럼 존재하지 않는 것이 보이는 현상은 대부분 과거의 경험을 바탕으로 뇌가 전기 신호를 멋대로 해석하면서 없는 것이 있는 것처럼 보이기 때문에 발생하는 것이다.

☀ 속기 쉬운 뇌 때문에 간과하는 녹내장

환시와 달리 인간의 뇌에는 보고 싶은 대로 보는 곤란한 습성도 있다. 뇌는 속기 쉽다고 할까, 오히려 속고 싶어 해서 제멋대로 해석한다.

오래전 일이지만 한밤중에 출출해서 근처의 요코하마 차이나타운에 간 적이 있다. 차 안에서 심야에도 영업하는 중화요리점을 찾고 있었다. 그때 어느 가게 안에서 빨간 원피스를 입은 젊고

예쁜 여직원을 발견해 무심코 차를 세우고 그곳으로 들어갔다. 그런데 주문을 받으러 온 사람은 빨간 옷을 입은 초로의 여성이었다. 다른 직원은 없었다. 나는 놀랐고 실망했으며, 스스로에게 혐오감까지 느꼈다. '멀리서 보아야 아름답다'더니, 뇌가 본 것을 제멋대로 해석한 탓에 경험한, 말하기 부끄러운 일이었다.

사람은 뇌에게 쉽게 속는다. 정말 무서운 것은 이러한 성질 때문에 놓치기 쉬운 눈 질환이 있다는 사실이다. 바로 일본에서 실명 원인 1위인 녹내장이 그것이다.

녹내장은 시신경에 이상이 생기면서 시야결손이 생기는 질환인데, 이 줄어든 시야를 뇌가 멋대로 보완해서 전부 보이는 것처럼 해석하려 한다. 따라서 별생각 없이 보다 보면 녹내장이 진행된 사실을 몰라서 실명 직전이 되어서야 알게 되는 경우도 적지 않다. 특히 양쪽 눈으로 보면 시야결손을 알아차리지 못할 때가 상당하다. 그래서 말기가 되어서야 진찰을 받으러 오는 환자가 많아서 치료 시기를 놓치기 쉽다. 이렇게 치료의 시기를 놓치면 말 그대로 눈의 '생명을 빼앗는' 일이 되기도 한다. 녹내장에 대한 더 자세한 설명은 130쪽에서 이어가기로 한다.

☀️ 색이 보이지 않으면 백내장 신호?

우리는 태어나서 지금까지 수많은 아름다운 색을 보면서 학습을 거듭해 왔다. 그런데 눈 질환 때문에 그 기능에 이상이 생기는 일도 결코 적지 않다. 가장 흔한 질환인 백내장은 예전보다 빛이 눈부시게 느껴지거나 흐릿하게 보이고, 동시에 색을 식별하기 힘든 증상이 나타난다.

백내장뿐만이 아니다. 망막이나 신경에 질환이 생기는 녹내장, 망막색소변성, 당뇨망막병증, 노인성황반변성 등은 실명의 원인이 되는 주된 질환이면서 동시에 색각이상도 초래한다. 색이 보이지 않게 되는 색각이상은 시력 장애보다 빨리 자각하기 쉽다. 중장년 이후에는 주의를 기울일 필요가 있다.

이 밖에도 색각 중추가 있는 V5에 뇌종양이나 뇌경색 등이 생기면 색깔을 보지도 이해하지도 못하게 된다. 세상에서 색이 사라지는 것이다. 뇌 내 어느 부분이든 이상이 생기면 시각에 영향을 끼친다—사람은 눈이 아니라 '뇌'로 사물을 보기 때문이다.

나아가 약물로 인해 색각이상이 발생하기도 한다. 색이 이전과 다르게 보인다면 질병이나 약의 부작용일지도 모른다고 생각해야 병을 조기에 발견할 수 있다.

☀ 모네의 그림이 보여주는 백내장 환자의 시각

일본에서도 인기가 매우 높은 프랑스 화가 클로드 모네도 백내장으로 시각 기능에 이상이 생기면서 "이제 화가의 눈은 사라졌다."라며 한탄하고 고뇌하던 때가 있었다.

세계적으로 유명한 모네의 연작 중에 자택 정원에서 그린 〈수련 연못〉이 있다. 일본식 무지개다리가 놓인 연못에서 모네가 60세였던 1900년부터 86세가 된 1926년에 사망할 때까지 유사한 구도로 여러 점을 그린 것은 널리 알려진 사실이다.

1900년 모네가 60세에 그린 〈수련 연못〉은 인상파 특유의 빛과 그림자가 표현되어 있고 색채도 선명하다. 반면, 22년 후 모네가 82세가 되어 그린 같은 장소의 그림은 칙칙한 적갈색에 형태도 뭉그러져 같은 장소로는 보이지 않는다. 74쪽의 두 그림을 비교해 보면 그 차이가 극명하다.

미술 평론가들은 아내 앨리스와 장남 장의 죽음을 계기로 정신적 충격을 받아 화풍이 바뀌었고, 이것이 추상화의 시작이라고 설명하기도 한다. 그러나 백내장이 진행된 사람의 전형적인 시각적 특징이다.

기록에 따르면 모네는 1912년에 동네 안과에서 백내장 진단을 받았고, 그 후로 수많은 저명한 안과 의사에게 진찰을 받았다. 의사들은 그에게 수술을 권유했지만, 모네는 취약했던 당시의 기술을 두려워하여 거부했다. 비슷한 시기에 활동한 드가나 모네와 친분이 있던 메리 카사트는 백내장 수술을 받았지만, 결과가 좋지 않아서 양쪽 모두 실명했던 것이다.

1918년 모네가 쓴 편지에는 "이제는 색깔 구별도 되지 않아서 빨간색도 흙색으로만 보이고, 분홍색이나 중간색은 전혀 보지 못한다. 파란색과 보라색, 짙은 녹색은 검게 보인다."라며 색을 식별하지 못하는 처지를 한탄하는 내용이 있다. 백내장이 진행되어 모네의 작품 활동에 지장을 준 것이다.

백내장 진단을 받고 8년 후인 1920년에 모네의 친구이기도 했던 프랑스의 총리 조르주 클레망소가 국가 프로젝트의 일환으로 모네의 〈수련 연작〉을 파리 오랑주리미술관에 전시하기로 결정했다. 이미 실명 상태라고 했던 모네도 이를 위해 1923년에 오른쪽 눈만 백내장 수술을 받았다.

당시 수술에서는 안내렌즈라는 인공 수정체가 없었기 때문에 수술 후에 두꺼운 볼록 렌즈 안경을 써야 했다. 모네는 훈련을 통해 교정시력을 0.4까지 개선하였고 파란색, 보라색, 녹색을 다시 볼 수 있게 되었다.

1925년에는 〈수련 연작〉을 적극적으로 그렸다. 모네는 사방 2m의 거대한 캔버스를 이어 붙여 오랑주리미술관의 벽면을 장식한 이 그림을 1926년 12월에 86세의 나이로 타계하기 직전까지 그렸다. 〈수련 연작〉은 이듬해인 1927년에 무사히 완성되었다. 전체를 연결하면 폭이 100m에 이르는 이 대작은 프랑스의 보물로 세계에 알려져 있다.

눈이 나빠진다는 뜻은?
노화는 언제부터?

☀ 근시, 원시, 난시, 노안(노시)

나이가 들면 많은 사람에게 '근시' '원시' '난시' '노안(노시)'이 나타난다. 시력 검사는 매우 친숙한 시각 기능 검사로 5m 떨어진 거리에서 시력표를 보는 방법이다. 앞에서 수정체의 두께를 늘려 초점을 맞추는 과정을 조절이라고 했는데, 이 조절이 작동하면 초점의 위치가 변해서 안정적인 검사를 할 수 없다. 조절이 들어 가지 않도록 5m 떨어진 거리에서 시력을 측정한다.

이때 대상물에서 발하는 빛은 눈에 일직선으로 들어오게 되 는데, 이 평행 광선은 각막에서 일단 안쪽으로 꺾인다. 안쪽으로 굴절된 빛은 다시 수정체라는 볼록 렌즈를 통해 한층 더 안쪽으로 꺾인다. 두 단계에 걸쳐 굴절된 빛이 안쪽에서 겹치면서 초점이 맺힌다. 그런데 빛의 굴절이나 초점이 맺히는 위치에 이상이 생기면 선명하게 보이지 않게 된다. 이것이 '근시' '원시' '난시'다.

5m 떨어진 거리에서 1.0 정도 보이는 눈을 '정시'라고 한다. 하지만 현대에는 정시인 사람이 매우 드물다. 정시인 사람의 눈 길이(각막에서 망막까지 안구의 길이)는 약 24mm 정도이다.

한편 '근시'인 사람은 5m 거리에서 시력표가 잘 보이지 않는다. 근시인 사람은 눈이 길어지는데, 예를 들어 시력이 0.1인 사람은 안구 길이가 25mm 정도로 늘어난다.

안구 길이가 길수록 들어온 빛이 맺는 초점이 눈의 내부(망막 바로 앞)로 오기 때문에 먼 곳이 잘 보이지 않게 된다. 근시는 길어진 눈이다.

기억해 두어야 할 점은 안구 길이가 1mm만 길어져도 시력이 1.0에서 0.1까지 떨어진다는 사실이다. 불과 1mm 차이라고 단순하게 생각하면 안 된다. 눈이 길어지는 현상은 상상 이상으로 큰 문제다. 과다근시인 사람 중에 안구 길이가 30mm 정도 되는 사람은 일본에도 적지 않다. 유전적인 근시도 있지만, 후천적으로는 부드러운 안구가 안압으로 인해 길어지면서 근시가 진행된다.

한편 원시는 안구 길이가 짧은 눈이다. 평행으로 들어온 광선

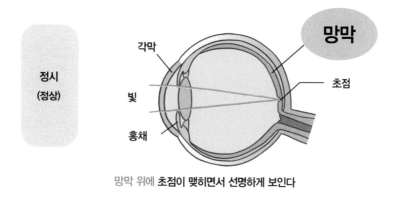

망막 위에 **초점이** 맺히면서 **선명하게 보인다**

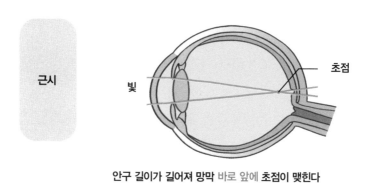

안구 길이가 길어져 망막 바로 앞에 **초점이** 맺힌다

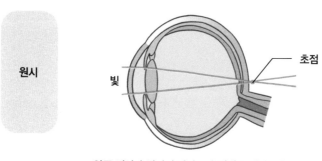

안구 길이가 짧아져 망막보다 뒤에 **초점이** 맺힌다

이 맺는 초점이 눈 바깥쪽으로 벗어난다. 원시인 사람은 먼 곳을 볼 때도 원시 부분을 조절하기 위해 섬모체근을 긴장시켜 수정체를 두껍게 하고, 급격한 커브를 만들어 빛을 더 세게 굴절시켜야 한다. 따라서 눈이 항상 피곤하다. 특히 가까운 곳을 볼 때는 조절이 더 필요해서 힘들다. 즉, 조절력이 떨어져서 가까운 곳이 잘 보이지 않는 노안을 일찍부터 경험하게 된다.

다만 어릴 때는 안구 길이가 짧아서 원시가 일반적이다. 그러나 원시가 지나치게 심하면 이를 조절하기 위해 더 세게 수정체를 부풀리는 조절을 하게 된다. 이 조절은 가까운 곳을 보는 행위라서 조절과 동시에 눈이 안쪽으로 모이는 눈모음반사가 나타난다. 일반적인 조절보다 더 강한 조절력이 들어가기 때문에 눈이 한층 더 안쪽으로 향하면서 내사시가 된다. 이를 '조절내사시'라고 한다. 조절내사시는 안경으로 바로잡을 수 있으므로 내사시 수술을 해서는 안 된다.

그런데 학교 시력 검사에서는 원시를 놓치는 경우가 많다. 아이가 눈에 띄게 집중력이 떨어지거나 가까운 곳을 볼 때 내사시가 생긴다면 안과에서 정확한 시각 기능 검사를 받아야 한다. 다시 말하지만 대체로 소아의 눈은 안구 길이가 짧아서 '원시' 상태이다. 그리고 성장하면서 안구 길이가 길어져 원시가 가벼워진다. 안구 길이가 길어지는 시기는 일반적으로 6세에서 12세 사이이다. 다시 말해 초등학교 시기에 안구 길이가 길어지면서 근시화하고 보통 사춘기 무렵까지 개선된다.

최근 아이들의 근시화율은 우리 어린 시절의 약 2배 이상이다. 원인이 되는 사회적 요인 중 주목해야 할 문제는 아이들이 태양 빛 아래에서 충분히 활동하지 못한다는 점이다. 요즘 아이들은 과거 세대처럼 밖에서 어울려 놀거나 운동하지 않고 초등학교 때부터 집 안에서 지내거나 학원에 간다. 이것이 근시가 증가하는 큰 원인이다.

눈 조직은 대부분 아교원섬유라는 섬유로 이루어져 있다. 아교원섬유는 태양의 자외선이나 자청의 단파장 가시광선을 받아서 굵어지고, 서로 달라붙으면서 안구가 단단해진다. 안구가 단단해지면 안압으로도 잘 길어지지 않아서 근시화도 막을 수 있다.

햇빛을 받는 시간이 짧으면 아교원섬유가 가늘고 약해져서 안구의 압력으로 눈이 점점 길어진다. 6세에서 12세까지는 하루에 2시간씩 매일 밖에서 햇빛을 쬐어야 근시를 예방할 수 있다. 어린이는 어른과 달리 대사가 원활하고 체내에 항산화 물질이 풍부하다. 따라서 태양광에 의한 자외선 문제는 잘 발생하지 않으므로 어린이가 바깥에서 활동할 때는 선글라스가 필요 없다.

☀ 근시가 계속된다면 과다근시라는 질환

20세가 넘어서도 근시화가 멈추지 않는다면 안구 길이가 너무 길어지는 과다근시가 발생한다. 과다근시는 안구가 길어지기 때문에 시신경 압박으로 혈류가 나빠지면서 대부분 녹내장으로 이어진다. 또한 망막이 한계치까지 길어지면 망막의 가장자리인 톱니둘레 부근에서 균열도 생긴다. 이 균열이 심해지면 망막박리까지 일어난다.

과다근시는 질환이기 때문에 안경으로 시력 교정이 어렵다. 6세부터 12세까지의 어린이는 햇빛을 쬐어 아교원섬유를 굵고 단단하게 만들고, 이를 통해 안구 길이가 지나치게 길어져서 생기는 과다근시를 예방할 수 있다고 앞서 설명했다. 자외선을 이용하여 아교원섬유를 굵게 만들고 안구의 강도를 유지하는 방법은 어른에게도 효과가 있다. 자외선으로 근시를 치료하는 기계도 존재한다.

자외선 흡수율을 높이는 비타민 B를 눈에 넣고, 의료용 자외선을 30분 정도 쬐는 방법이다. 하지만 어른은 어린이보다 신진대사가 떨어져서 자외선에 의해 세포에 이상이 생겨 백내장이 진행되는 등 부작용의 우려도 있다.

과다근시의 경우, 비교적 젊은 사람이라도 가벼운 백내장이 있을 때는 백내장 수술을 통해 다초점 렌즈 이식술을 하면 나안으로 1.2 이상의 시력이 나오기 때문에 모든 거리가 잘 보인다

(난시·노안 치료도 된다). 백내장이 없을 때는 유수정체안내렌즈인 ICL 이식으로 근시 교정 치료를 할 수 있다.

☀ 난시를 일으키는 각막 왜곡이란?

난시란 각막이나 수정체에 생긴 왜곡으로 인해 빛이 망막의 한 점에 모이지 못하고 사물이 겹쳐 보이거나 흐릿하게 보이는 현상을 가리킨다. 각막은 일본인의 경우 눈의 검은 부분, 즉 검은자위가 있는 곳이다. 검은자위는 거의 원형이라고 생각하기 쉽지만, 가로로 약간 길고 세로로 짧은 타원 모양이다. 난시의 원인은 수평 방향으로 눈에 들어온 빛이 맺는 초점과 수직 방향으로 들어온 빛이 맺는 초점이 어긋나는 데에 있다.

어린이의 각막은 럭비공을 옆으로 놓은 약간 타원형, 즉 옆으로 긴 모양인데 이런 각막은 '직난시'라는 난시 타입이다. 하지만 어릴 때는 수정체의 조절 기능이 뛰어나서 난시 조절도 잘 되기 때문에 보는 데 불편함이 없다.

그러나 이 조절 능력은 20세 무렵에 정점을 맞이한다. 게다가 같은 시기에 각막의 아교원섬유도 느슨해지기 시작해서 이때부터는 왜곡이 가로로 긴 타입과 반대인 세로로 긴 타입, 즉 '도난시'로 바뀌게 된다. 이렇게 되면 이른바 상쇄 현상이 일어나 난시가 감소하게 되는 것이다.

다만 중장년이 되면 조절력이 더 약해지고 각막의 아교원섬유가 이완되면서 '도난시'가 악화한다. 그 결과 물체가 겹쳐 보이는 등 생활에 지장을 초래하는 난시로 인한 시력 저하가 나타난다. 특히 도난시는 잘 보이지 않는 상태가 된다. 백내장 수술로 다초점 렌즈를 이식할 때 나안시력을 높이려면 렌즈를 통한 난시 교정이 매우 중요하다.

☀ 수정체가 탄력을 잃어 조절력이 떨어지는 노안

정면에서 눈으로 들어온 빛을 꺾는 수정체의 굴절력에 대해서는 앞에서 설명했다. 굴절력은 수정체의 탄력성에 따라 좌우된다. 젊을 때는 탄성이 좋아서 가까운 곳을 보고 싶으면 재빨리 수정체의 두께를 늘려 굴절력을 조절하고 망막에 초점을 맞출 수 있다.

그러나 이 조절력은 20세 무렵에 정점에 이른다. 나이가 들면서 수정체는 서서히 탄력을 잃고, 두께를 조절하며 부풀릴 수 없게 된다. 그래서 가까운 곳이 잘 보이지 않게 되고, 신문이나 책을 읽기 힘들어진다. 이것이 바로 '노안(노시)'이다.

'노' 자가 붙어 있어서 중장년 이후의 문제라고 여기기 쉽지만,

사실 조절력의 문제다. 때문에 원시가 심한 사람은 30대에 노안을 느끼기도 한다.

☀ 백내장 환자가 잘 보지 못하는 것

백내장은 누구에게나 생길 수 있는 가장 일반적인 눈 질환이다. 카메라로 비유하면 볼록 렌즈에 해당하는 수정체가 탁해지는 질환이 백내장이다. 노화로 수정체 세포의 단백질이 탁해지고 변질되기 때문에 빛이 차단되어 보이지 않게 되는 병이다.

연령에 따라 피부가 겪는 변화와 비슷하다고 할 수 있다. 개인차는 있지만 나이가 들면서 누구에게나 백내장에 걸릴 가능성이 있다. 즉, 100세 인생 시대에는 누구나 '언젠가는 생긴다'라고 생각하고 대비해야 하는 질환인 것이다.

백내장이 생기면 뿌연 유리를 통해 볼 때처럼 시력이 떨어진다. 초기에는 빛의 난반사로 인해 사물이 여러 개로 겹쳐 보이는 증상이 나타나기도 한다. 또한 원래 무색투명했던 수정체가 노란색이나 다갈색의 색감을 띠게 된다.

이 때문에 그와는 반대인 푸른 계열의 색은 흡수되어 잘 보이지 않게 된다. 가스레인지의 불꽃은 파란색인데, 백내장 환자는 이 파란색을 잘 보지 못하므로 주의가 필요하다. 불이 켜져 있는 것을 인지하지 못해 화상을 입거나 화재를 일으킬 위험도 있기 때문이다. 그리고 중간색인 옅은 붉은 글씨도 잘 보이지 않는다. 은행이나 행정에 관한 중요 설명 사항이 옅은 붉은 글씨로 인쇄되어 있으면 백내장이 있는 사람은 읽기 어렵다. 중요한 내용을 놓치지 않도록 주의해야 한다.

☀ 백내장을 '지켜보면' 따라오는 녹내장

이렇게 우리에게 가까운 백내장에 대해 꼭 기억해 두어야 할 점은 녹내장과의 밀접한 관계성이다. 백내장을 가볍게 여기면서 수술은 거의 보이지 않게 되었을 때 하는 것으로 여기고 방치하면 시간차를 두고 녹내장이 발생하게 된다.

백내장이 진행되면 수정체가 변질되기 시작한다. 그 영향으로 수정체가 두꺼워지면서 각막과 수정체 사이를 지나는 '눈방수'의 통로인 '전방각'이 좁아진다. 눈방수의 이동은 혈관이 없는 각막과 수정체에 산소와 영양을 운반하는 중요한 역할을 한다. 그 통로가 좁아지면 안압이 올라가면서 시신경 장애가 생기거나, 세포가 사멸하면서 시야결손이 나타나는 녹내장을 일으키는 것이다.

안과의학국제학회에서는 '녹내장 수술 치료에서 가장 먼저 해야 할 처치는 백내장 수술'이라고 선언했을 정도로 이 두 질환은 관련이 깊은데도 일본에는 이런 세계적인 상식이 보편화되어 있지 않다. 백내장의 치료법은 현재로서는 수술뿐이다. 증상을 개선하거나 악화를 막아주는 효과가 있는 점안액은 세상 어디에도 존재하지 않는다.

녹내장 합병증을 예방하기 위해서라도 눈이 나빠졌다고 생각되면 서둘러 백내장 수술을 받아야 한다. 적절한 백내장 수술을 받으면 전방각이 대부분 넓어지고, 눈방수 흐름이 개선되면서 안압도 내려간다.

☀ 눈에는 온몸의 건강 상태가 나타난다

매일 환자의 안저혈관을 진찰하다 보면 눈 질환과 함께 전신의 혈관이나 그와 관련된 질환이 보일 때가 많다. 가장 일반적인 질환은 당뇨병이다. 당뇨병은 전신 질환의 하나인데, 눈이 이상해서 안과 진료를 받다가 당뇨병이 있다는 사실을 알게 되는 사람도 적지 않다. 당뇨병은 혈관 질환이지만 각종 대사 이상을 일으키고, 백내장이나 녹내장, 당뇨망막병증, 망막박리 등을 초래한다.

당뇨병 이외에도 전신 질환이 원인이 되어 눈에 증상이 나타나는 예가 있다. 관절을 중심으로 전신 조직에 염증을 일으키는 자가면역질환인 류마티스관절염은 안구를 감싸는 포도막에 염증을 일으키기도 한다. 안과 진찰을 통해 이런 질환의 가능성을 발견하기도 하므로 조기 진찰이 중요하다.

또한 **콜라겐병**도 안과에서 발견될 때가 있다. 콜라겐병은 세포와 세포를 연결하는 콜라겐(아교섬유)에 이상이 생기는 질환으로 눈은 이 콜라겐(아교섬유) 비율이 아주 높은 조직이다. 특히 각막이나 수정체, 눈을 감싸는 안구 공막은 아교섬유가 다량으로 함유되어 있어서 콜라겐병에 걸리면 안구를 감싸는 포도막에도 염증이 생긴다. 류마티스는 관절에 염증이 생기는 질환이므로 염증이 발생하는 부위는 달라도 면역 이상이라는 점에서는 동일하다.

평소에 직접 환자의 안저혈관을 진찰하고 망막 수술을 진행하는 안과 의사는 전신 관리도 할 수 있어야 한다. 눈에는 전신의 건강 상태가 나타난다. 때문에 이를 정확히 진단하고 치료하도록 유도하는 것은 안과 의사의 중요한 업무이다. 나 또한 면역 이상이나 당뇨병 같은 전신 질환의 관리도 동시에 진행하려 힘쓴다.

☀ 눈도 당화의 위험에 노출되어 있다

당뇨병에 관해 이야기했는데, 모녀를 괴롭혔던 백내장은 **수정체의 세포 구조인 '크리스탈린 단백질'에 당분이 달라붙는 당화(糖化)**가 주된 원인이었다. 여러분도 당화라는 말을 들어 보았을 것이다. 이는 체내에 있는 여분의 당과 단백질이 열에 의해 결합하면서 최종당화산물(AGEs)을 만들어 내는 과정이다.

당화 자체는 매우 흔하게 볼 수 있는 화학 반응이다. 예를 들면, 노릇하게 구워진 토스트나 조청 빛깔을 띠는 북경오리 등 여러분이 흔히 접하는 '갈색 변화'가 바로 당화의 사례이다.

체내에 여분의 당이 많으면 몸속에서 이 당화 현상이 일어나면서 최종당화산물이 증가하게 된다. 그러면 혈관이나 피부, 뼈의 세포 노화를 가속하여 질병을 일으키는 당화 스트레스가 된다. 또한 최종당화산물이 많이 포함된 식사를 해도 같은 영향이 나타난다. 백내장 환자의 수정체에 당화의 악영향이 보인다는 말은 전신에도 같은 현상이 일어나고 있을 가능성이 높다는 뜻이다. 안저혈관도 이를 나타내는 소견을 보인다.

그리고 당화는 산화에 의해 가속된다. 산화란 빛 등으로 세포 장애를 일으킬 때 활성산소나 자유라디칼이 발생한다는 뜻이다. 나이가 들면 항산화 물질이 감소하기 때문에 세포 중화가 원활하지 못해서 불안정한 상태가 된다. 그 결과 세포가 변성되거나 파괴되어 노화 현상을 일으킨다. 대기 오염이나 빛 전자파, 자외선 등의 단파장 빛도 산화를 불러일으킨다. 또한 수면 부족이나 강한 스트레스, 식생활도 관계가 있다.

그리고 당화나 산화로 사멸한 세포를 제거할 때 염증이 발생한다. 본래 염증은 스트레스에 대한 반응으로 몸을 지키는 면역

작용이다. 그런데 당화나 산화가 지나치게 증가하면 염증이 반복되면서 만성 염증이 되고 염증성 질환의 원인이 된다. 문제가 되는 염증이 있는지는 혈액 검사의 CRP값으로 어느 정도 확인할 수 있다. CRP는 염증이 생겼을 때 혈청 속에 증가하는 단백질이다.

요컨대, 전신에 퍼져 있는 혈관은 산화와 당화 그리고 염증이라는 부정적 연쇄의 무대가 되는 경우가 많아서 혈관이나 혈류 문제가 초래하는 질환이 적지 않다. 혈관을 직접 보고 진찰하는 의미가 여기에 있고, 이것이 가능한 사람이 안과 의사이다.

눈 건강을 위협하는
현대 사회

☀ 노화가 빨라지는 현대 생활

눈의 노화나 질환에 대해서 기본적으로 알아 두어야 할 사항이 하나 더 있다. 바로 눈의 노화나 질환을 겪는 연령대가 낮아지고 있다는 사실이다. 과거에는 중장년이 되어서야 증상을 보였던 질환으로 인해 어린이나 젊은 사람이 진찰받는 일이 많아졌다. 이는 고혈압이나 당뇨병 등 어린이들 사이에서 늘고 있는 소아생활습관병의 증가와도 맥락을 같이 한다.

눈의 노화나 질환의 원인도 '생활 습관'인 경우가 많기 때문에 결국 마찬가지라고 할 수 있다. 이미 감을 잡았겠지만, 소아당뇨병이 증가하면 당뇨망막병증의 위험이 있는 어린이도 증가한다.

중장년이든 젊은 사람이든 동일한 생활 습관이 원인이 되어 노화나 질환이 발생한다. 눈 질환 중 일본에서 실명 원인 4위인 노인성황반변성은 질환명에 '노인성'이라는 말이 포함되어 중장년층에 한정된 병이라고 생각하기 쉽지만, 이 또한 환자의 연령이 낮아지고 있다.

이 질환은 대략 20년 정도 장기간 자외선이나 LED 조명에 포함된 블루라이트 등의 유해 광선을 지속해서 쐬면 생기며, 나이보다는 해를 입은 기간이 중요하다. 유아 때부터 스마트폰이나 태블릿을 장시간 지속해서 보면 성인이 될 무렵에는 질환이 생길 가능성도 있다.

노인성황반변성에 대한 자세한 내용은 167쪽을 참조 바란다.

👁 뒤처진 일본의 안과 의료

몇 가지 눈에 관련된 질환을 소개하면서 눈의 쇠약과 노화, 이를 초래하는 현대 사회의 생활 환경에 관해 설명했다. 왜 눈 건강을 지켜야 하고, 왜 적절한 치료를 받아야 하는지 그 중요성을 이해했을 것이다. 부디 자기 눈을 소중히 여기고 지키는 행동을 취하도록 하자. 다음 장에서는 눈을 어떻게 지켜야 하는지 생활 속에서 실천할 수 있는 방법을 소개하고자 하니 꼭 자가 돌봄에 활용하기를 바란다.

한편, 눈을 지키려면 적절한 치료가 정말로 중요하다. 그러나 안타깝게도 일본의 안과 의료는 세계적 시각에서 볼 때 전반적으로 후진국 수준에 머물러 있는 상태다. 그래서 일본에서 안과 치료를 받을 때는 세계 수준의 의료를 제공하는 의료기관을 찾아서 '선택'한다는 인식이 필요하다. 여러분에게는 더없이 소중한 눈이므로 심각한 의료 현실도 포함하여 전달하고자 한다.

나는 어린 시절부터 해외를 동경하여 미국의 해군 병원에서 인턴을 지낸 경험도 있다. 주로 미국과 독일에서 최신 안과 수술을 연구했다. 그런데 일본의 안과 의료에 공헌하고자 귀국했을 때 놀라지 않을 수 없었다. 귀국하기 전부터 일본의 안과 의학 교과서에 오역·오인이 많다는 사실을 알고는 있었지만, 임상 현장의 지식이나 치료 기술도 세계 수준에서 2, 3보나 뒤처진다는 인상을 받았기 때문이다.

선진국에서는 부정된 치료법, 예를 들어 공막쥠밀착술나 PDT(광역학요법) 등 시대에 뒤떨어진 치료법이 남아 있는 부분에서 두 눈을 의심했다. 이런 상황에서 피해를 보는 쪽은 당연히 환자다. 나는 너무 실망한 나머지 어떻게든 일본인의 눈을 지키기 위해 전력을 다해야겠다고 다짐했다.

더없이 소중한 눈을 지키기 위해서는 환자 여러분도 병원의 크고 작음에

관계없이 세계 수준의 의료를 제공하는 의료기관을 찾고 선택한다는 의식이 필요하다.

☀ 올바른 지식과 행동으로 눈 질환을 치료한다

장수는 일본만의 현상이 아니다. 따라서 세계적으로 '눈 건강 보호'가 중요한 과제로 다시 주목받고 있다. 그 결과 세계적으로 눈 질환에 대한 치료법은 하루가 다르게 혁신되고 있으며 희망적이라고 할 수 있다.

소제목에도 썼듯이 올바른 지식을 기반으로 행동하면 눈 질환은 치료할 수 있고, 100세가 되어서도 아름다운 것이나 보고 싶은 것을 보면서 즐겁게 지낼 수 있다. 그러기 위해서 필요한 것은 실로 단순한 다음 두 가지 사항이다.

- 일상에서 받는 눈의 부담을 줄이고, 눈을 돌보는 '적극적 휴양'을 한다.
- 질환의 징후를 조기에 발견하고, 조기에 적절한 치료를 받는다.

다음 장에서 그 구체적인 방법을 소개하고자 한다.

백내장에 따른 모네의 그림 변화

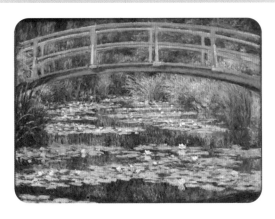

모네가 60세였던 1900년에 그린 〈수련 연못〉은
인상파 특유의 빛과 그림자가 표현되어 있으며 색채도 선명하다.

〈수련 연못〉, 1900년, 클로드 모네, 메트로폴리탄미술관 소장, 저자 촬영

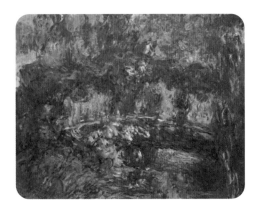

한편, 22년 후 모네가 82세가 되어 그린 같은 장소의 그림은
칙칙한 적갈색에 형태도 뭉그러져 같은 장소로는 보이지 않는다.

〈지베르니의 일본식 다리〉, 1922년, 클로드 모네, 시카고미술관 소장, 저자 촬영

제2장

당신과 가족의 눈을
지키는 생활

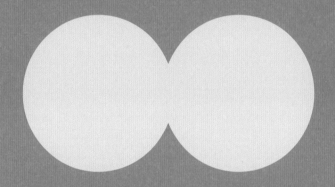

눈 보호를 위해
하지 말아야 할 4가지

☀ 구름 위로 솟은 마을을 보고 가슴이 뛰었다

내가 인생을 즐기는 방법 중 미술 활동은 필수적이라서 눈은 정말로 중요하다. 그리고 해외에서 개최되는 안과 학회나 강연, 미술 관련 활동에 참여하면서 접하게 되는 다른 문화의 멋진 풍경 등 드넓은 세계를 눈에 담는 일은 커다란 즐거움이자 미술 활동의 양식이기도 하다. 눈은 목숨 다음으로 소중한 내 인생의 훌륭한 동반자다.

2018년에 이탈리아의 베니스비엔날레에 내가 그린 회화 작품 여섯 점을 출품했다. 그때 피렌체 교외에 위치한 치비타 디 바뇨

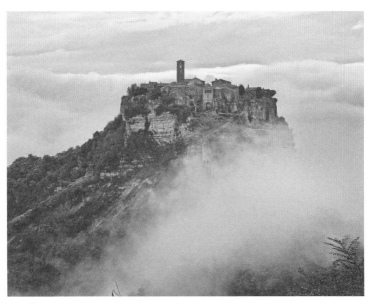

ermess/Shutterstock.com

레조(Civita di Bagnoregio)라는 작은 마을을 방문했다. 그 마을에서 조금 떨어진 곳에 오래된 궁전을 개조한 호텔이 있었다. 그 호텔에서 하룻밤을 묵고 다음 날 아침 안개가 끼어 있는 시간에 밖으로 나와 경치를 바라보니 하늘에 치비타 디 바뇨레조가 떠 있는 듯했다. 마치 〈천공의 성 라퓨타〉를 보는 것 같았다.

이 마을은 지각변동으로 인해 마을 주위가 계곡 아래로 침하하면서 중세부터 존재했던 교회와 작은 마을만이 절벽 위에 남아 있었다. 아침에 안개가 끼면 절벽을 뒤덮는데, 안개 위로 솟은 작은 마을을 보는 순간 가슴이 뛰면서 몽환적인 아름다움에 눈을 뗄 수가 없었다. 시간이 가는 줄도 모르고 한참을 바라보았다. 시간이 흐를수록 또 다른 아름다움으로 다가왔다. 그리고 '눈으로 들어오는 정보'만큼 마음을 흔드는 것이 또 있을까―문득 그런 생각을 하게 되었다.

여러분에게도 잊을 수 없는 풍경이 있을 것이다. 그 기억은 인제 떠올려도 마음을 달래고 인생을 풍요롭게 한다. 모쪼록 그런 경험을 선사하는 눈을 아끼면서 생활하기를 바란다. 제2, 3장에서는 나 역시 평소 하고 있는 일상에서 실천 가능한 '눈을 지키는 방법'을 소개하려 한다.

☀ 눈을 비비면 안 된다

눈을 지키려면 절대 하면 안 되는 행동 몇 가지가 있다.

첫 번째가 '눈을 비비지 않기'이다. 겨우 그 정도냐고 생각하지 말자. 눈은 어떤 보호 장비도 갖추지 않은 노출된 장기라고 앞에서도 지적했듯이 충격에 극단적으로 약하기 때문에 아무리 강조해도 지나치지 않은 지점이다. 나는 종종 '두부처럼 다뤄주세요'라는 표현을 쓰는데, 말 그대로 눈은 두부처럼 작은 충격에도 쉽게 부서질 듯이 부드럽고 섬세하기 때문이다. 이런 눈을 비비면 강한 충격을 줄 수밖에 없다.

최근에는 알레르기 질환이 급격히 증가하고 있다. 해마다 2월 무렵이면 삼나무 꽃가루가 날리기 시작하는데, 2023년에는 전년도 대비 10배나 많다는 뉴스가 보도되었다. 눈이 간지러우면 자꾸 비비게 된다. 알레르기가 심한 사람 중에는 아토피성 피부염이 있는 사람도 있다. 눈을 비비거나 가볍게 두드리는 힘은 대수롭지 않지만, 하루에도 수백 번씩 반복하면 외상을 입게 된다.

프로 복서가 얼굴에 펀치를 맞고 눈에 외상을 입어 망막박리나 백내장을 일으키는 경우가 있다. 이런 선수들도 적잖이 찾아온다. 프로 복서와 마찬가지로 눈을 비비다 보면 같은 증상이 생길 수 있다.

왜 알레르기로 눈을 비비는 사람과 펀치를 주고받는 권투 선수에게서 동일한 눈 장애가 생기는 것일까? 의외라고 생각할지 모르지만, 한 번 눈을 비빌 때의 외상력은 미미할지 몰라도 수천수만 번 비비다 보면 권투 선수와 마찬가지로 눈에 큰 상처를 입을 수 있기 때문이다.

아토피성 피부염 환자에게는 젊은 사람이라도 백내장이나 망막박리, 나아가 원뿔각막 같은 각막 이상이 생기기 쉽다. 원뿔각막이란 반복적으로 눈을 비빈 결과 각막 섬유의 지지 구조가 망가지고, 약해진 각막이 안압으로 인해 바깥쪽으로 뾰족하게 튀어나오는 질환을 가리킨다. 이 역시 비비는 습관 때문이다.

또한 알레르기가 없어도 과다근시 증상이 있는 사람은 눈이 길어지면서 망막의 주변부가 얇게 늘어나 있는 상태다. 눈이 가려워서 비비기만 해도 얇은 망막이 간단히 찢어지면서 망막박리를 일으키기도 한다.

꽃가루 알레르기 시즌에는 망막박리 환자가 많이 내원한다. 그리고 많은 사람이 알레르기성 결막염으로 인해 눈을 비벼서 망막박리가 일어난다는 사실을 알고는 놀란다. 눈은 두부처럼 대해야 한다. 비벼서는 안 된다.

☀ 눈은 씻어서는 안 된다

그리고 눈을 씻는 행위도 절대로 해서는 안 된다. 눈이란 원래 '씻으면 안 되는' 기관이다. 꽃가루 알레르기로 눈이 가려울 때나 수영을 하고 나서도 눈을 씻어서는 안 된다. 눈에 웬만큼 먼지나 이물질이 들어가지 않는 한 눈은 씻어서는 안 되고 애초에 씻을 필요도 없다.

눈을 보호할 수 있는 존재는 기름층, 물층, 뮤신층으로 이루어진 눈물뿐이다. 눈을 감싸는 것은 눈물뿐이어야 한다. 기름층과 물층과 뮤신층. 이 셋을 지키지 않으면 눈을 보호할 수 없다.

눈을 씻으면 노출된 눈을 지키는 눈물이 씻겨 내려간다. 과거에는 수영 수업이 끝나고 눈을 행구는 수도가 학교에 설치되어 있었는데 사실 이는 매우 위험하다.

최근에는 눈을 헹구는 눈 세정액도 판매되고 있는데 이 역시 눈을 씻어내는 효과보다 눈을 보호하는 세 가지 층을 없애고 세균 감염을 일으킬 우려가 있어 위험하다. 세정액을 담아 눈에 갖다 대는 컵도 완전한 무균 상태가 아니다. 어느 정도 위생은 유지할 수 있겠지만 그래도 맨눈에는 불결하다.

눈을 헹구고 싶을 정도로 먼지가 많은 곳에 오래 있거나 분진이 흩날리는 작업을 해야 한다면 안경이나 고글로 눈을 보호하는 것이 좋다.

☀ 위험! 망막박리를 일으키는 눈 운동

세 번째로 하면 안 되는 행동은 '무리하게 눈 움직이기'이다. 우려스럽게도 최근에 '눈 운동'이라고 하여 근거도 없는 건강법을 그럴싸하게 이야기하는 사람들이 있다. 눈의 노화를 예방하거나 시력을 개선한다며 눈을 격렬하게 움직이는 운동을 권하는데, 이는 노화 방지나 시력 개선에 효과가 없을 뿐만 아니라 눈을 다치게 할 위험마저 있다.

눈을 격렬하게 움직이면 눈 속의 유리체 섬유가 흔들리면서 망막을 지지하듯 펼쳐진 유리체 섬유가 망막을 잡아당겨 망막박리를 일으킬 위험이 있다. 망막박리를 일으키는 운동을 스스로 나서서 하는 일은 절대 없어야 한다.

☀ 눈은 빛에 노출되면 안 된다

눈은 외상에만 약한 것이 아니다. 빛에도 약하다.

과거에는 빛이라고 하면 한여름 태양 빛을 막는 선글라스만 있다면 눈이 손상되는 것을 예방할 수 있었다. 그런데 최근에는 자외선뿐만 아니라 수많은 LED(Light Emitting Diode, 발광 다이오드) 광원이 야기하는 망막 장애나 백내장이 문제가 되고 있다. LED 빛은 짧은 파장의 가시광선이다.

자동차 헤드라이트도 LED로 바뀌고 있어서 운전하다 보면 이전의 할로겐 라이트가 쓰이던 시절보다 눈이 아플 정도로 눈부시게 느껴질 때가 있다. 이는 눈이 위험을 감지하고 눈이 부시거나 아프다는 사인을 보내서 빛에 의한 피해를 경고하는 것이다.

그리고 최근에는 당연히 스마트폰의 빛에 노출되는 현실을 외면할 수 없다. 자녀에게조차 아주 어려서부터 LED 빛을 발하는 스마트폰이나 태블릿을 장시간 보여 주는 사람이 있는데, 아이들에게는 스마트폰을 보여 주지 않도록 하자. 스마트폰의 폐해로부터 아이를 지키는 것은 부모의 의무이다.

빛은 파동을 지닌 전자파로 파장이 짧을수록 세포에 닿았을 때 전자를 방출하는 에너지가 크다. 즉, 세포가 훼손된다. 따라서 LED 빛이 주를 이루는 시대에는 빛에 의한 세포 손상이 크게 증가한다. 대략 20년 정도를 날마다 몇 시간씩 스마트폰을 본다면 젊어서도 백내장이 생기거나 망막 황반부의 빛 수용세포가 손상될 수 있다. 현대에는 수많은 사람이 그런 생활을 한다. 요컨대 수많은 사람에게 위험이 다가오고 있다는 뜻이다.

지금 바로 할 수
있는 것부터 시작하자

☀️ 눈을 지키는 20-20-20 법칙

블루라이트나 자외선이 눈에 끼치는 나쁜 영향에 대해 이야기
했지만, 현실 속의 우리 일상은 '빛'으로 유지되고 있다. 우리는 눈
으로 들어온 빛을 전기신호로 바꾸어 세상을 보고 있기 때문에
빛 없이는 아무것도 볼 수 없다.

그러나 역설적으로 눈에 이로운 빛은 별로 없다. 따라서 눈에
피해를 주지 않으면서 빛을 보는 방법을 찾아야 한다. 블루라이트나 자
외선 피해를 되도록 입지 않도록 빛 공해를 방어하면서 생활해야
하는 것이다.

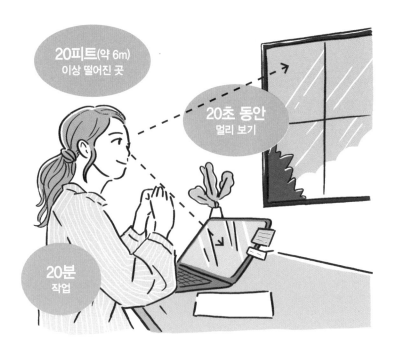

20피트(약 6m)
이상 떨어진 곳

20초 동안
멀리 보기

20분
작업

블루라이트 피해를 예방하기 위해서는 컴퓨터나 스마트폰을 사용할 때 너무 가까이에서 보지 말고 적절한 거리를 유지해야 한다. 컴퓨터는 모니터와 40㎝ 이상, 스마트폰이나 태블릿은 화면에서 30㎝ 이상 거리를 두도록 한다.

그리고 업무 등의 이유로 장시간 컴퓨터를 사용할 때는 중간에 휴식 시간을 가져야 한다. 미국 안과학회에서는 '20-20-20' 법칙을 권장하고 있다. 블루라이트를 발산하는 모니터를 20분간 보았다면 20초 동안 20피트(약 6m) 이상 떨어진 먼 곳을 바라보며 눈의 휴식을 취하라는 것이다. 수정체 조절에 사용하는 섬모체근을 이완시켜 시각세포의 기능 회복을 돕기 위해서다.

최근에는 망막의 시각세포를 보호하기 위해 블루라이트를 차단하는 안경을 착용하는 사람이 증가하는 등 눈을 보호해야 한다는 의식이 높아지고 있다. 미성년자가 스마트폰이나 태블릿을 사용할 때는 주위의 부모나 어른들이 '하루 최대 1시간'을 넘지 않도록 관리해야 한다. 아이들은 인지하지 못하겠지만 이용 시간이 길어질수록 눈에 나쁜 영향을 줄 위험이 커진다.

☀ 선글라스는 검은색보다 '노란색'을 선택한다

선글라스는 멋을 내기 위해서나 은밀하게 행동하기 위해서가 아니라 자외선으로부터 눈을 보호하기 위해 쓰는 것이다. 자외선으로부터 눈을 보호하려면 평소에 더 적극적으로 선글라스를 활용해야 한다. 하지만 색이 짙은 선글라스는 패션 아이템으로는 좋을지 몰라도 눈 건강에는 주의가 필요하다.

눈 덮인 산이나 바다 위처럼 자외선이 특히 강렬한 장소는 논외로 하고, 일상에서 색이 짙은 선글라스를 착용하면 시야가 어두워지면서 가시광선을 전부 차단하기 때문에 빛을 더 많이 흡수하려고 동공이 열리는 경향이 있다. 그러면 선글라스와 얼굴 틈으로 비추는 자외선이 눈으로 들어오기 쉽다. 따라서 선글라스는 검은색보다 옅은 노란색 계열을 선택해야 한다. 자외선과 파란색, 보라색 계열의 빛을 흡수하면서도 시야가 너무 어둡지 않아야 하는 점이 포인트이다.

최근에는 렌즈 뒷면에서 반사되어 눈으로 들어가는 자외선으로부터 눈을 보호하기 위해 특별 가공을 한 렌즈도 출시되었지만, 동공이 열려 있는 상태에서 틈새로 들어가는 자외선에 비하면 렌즈 뒷면의 반사는 극히 적은 양이다. 그런 가공이 없는 렌즈라도 상관없다. 자외선을 완전히 차단하는 옅은 노란색 계열의 선글라스라면 문제없다.

자외선이 사람의 몸에 미치는 영향은 파장에 따라 달라진다. 그래서 국제적으로는 자외선 파장별로 인체에 미치는 영향 정도를 종합적으로 평가한 '자외선지수(UV 인덱스)'라는 지표로 그 위험성을 표시한다(90쪽 참조).

최근 기상청의 발표에 따르면 이바라키현 쓰쿠바시에서 관측한 결과, 관측을 시작한 1990년 이래로 '주간 최대 자외선지수 8 이상'을 기록하는 날이 증가하고 있으며, 10년당 11일의 증가율을 보였다고 한다. 다시 말해 그만큼 인체에 부담이 되는 자외선이 강해지고 있다는 뜻이다.

상황이 이런데도 자외선으로 쉽게 손상되고 피부보다 훨씬 중요한 눈을 보호하는 대책은 거의 마련되어 있지 않다. 눈 건강이 제대로 지켜지지 않는 것이다. 그리고 그 결과 눈 상태가 나빠지거나 질병으로 이어지는 사람이 증가하고 있다.

평소 야외에서 오랜 시간을 보내는 사람은 자외선 자극이 발병 원인 중 하나인 백내장, 노인성황반변성 등과 같은 질환에 걸릴 위험이 크다. 자외선에 따른 눈 손상을 막으려면 앞서 소개한 자외선지수를 참조하여 긴소매 셔츠와 자외선 차단제 그리고 모자와 함께 보호안경이나 적합한 선글라스를 착용하는 습관을 들여야 한다. 특히 자외선이 강한 시기인 5~9월에는 자외선 정보를 확인하고 자외선으로부터 눈을 지키는 행동을 취해야 한다.

또한 실내로 들어오는 자외선을 차단하는 커튼이나 블라인드, 차양의 이용도 추천한다. 평소 외출할 때는 모자나 양산을 쓰고, 바다나 산으로 갈 때는 파라솔이나 텐트를 활용하여 자외선에 지나치게 노출되지 않도록 주의해야 한다.

각 지역의 자외선지수는 매일 기상청 웹사이트나 기상 예보 회사 등에서 발표한다. 외출할 때는 이 정보도 참고하면서 적절한 자외선 대책을 세우도록 하자.

선글라스는 검은색보다 옅은 노란색이 효과적

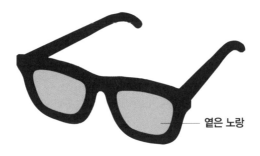

옅은 노랑

자외선지수에 따른 자외선 대책

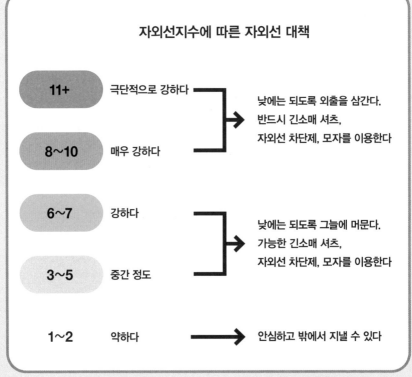

11+	극단적으로 강하다	낮에는 되도록 외출을 삼간다. 반드시 긴소매 셔츠, 자외선 차단제, 모자를 이용한다
8~10	매우 강하다	
6~7	강하다	낮에는 되도록 그늘에 머문다. 가능한 긴소매 셔츠, 자외선 차단제, 모자를 이용한다
3~5	중간 정도	
1~2	약하다	안심하고 밖에서 지낼 수 있다

WHO Golbal UV index~A practical guide~2022

눈이 피로할 땐
적극적으로 쉰다

☀ 눈의 피로는 곧 섬모체의 피로

우리 눈은 항상 가까이 보거나 멀리 보거나 하는 이른바 운동을 한다. 이렇게 말하면 눈이 왔다 갔다 바쁘게 움직이는 모습을 떠올릴지도 모르겠다. 물론 눈의 방향도 다각도로 변한다.

그러나 안구보다 더 미세한 조절을 담당하고, 대상에 초점을 맞추기 위해 움직이는 부분은 바로 수정체에 연결된 섬모체라는 근육과 섬모체띠라고 하는 미세한 섬유 조직이다. 가까운 곳을 볼 때는 섬모체가 긴장하고 섬모체띠가 이완하면서 수정체는 자기 탄력으로 두꺼워진다. 먼 곳을 볼 때는 섬모체가 느슨해지고 섬모체띠가 팽팽해지면서 수정체를 잡아 늘인다. 이 과정을 통해 빛의 굴절률이 바뀌고 망막에 초점을 맞출 수 있다.

스마트폰이나 책, 서류 등을 가까운 거리에서 장시간 선명하게 보려면 섬모체가 긴장을 유지하여 섬모체띠를 이완시켜야 한다. 그래서 이런 행동을 하고 나면 눈이 쉽게 피곤해진다. **이것이 바로 섬모체근의 피로다.** 우리가 생활하면서 눈의 피로를 느끼는 가장 흔한 원인 중 하나다.

현대인들은 가까운 곳을 장시간 지속해서 보는 일이 많다. 섬모체 근육은 자는 시간을 제외하고 하루 대부분을 과도한 긴장 상태로 일한다. 여러분이나 여러분 가족은 전철을 타고 이동할 때나 누워서 잠들기 직전까지도 열심히 스마트폰을 가까이에서 들여다보고 있을 것이다. 요즘에는 이런 사람들이 너무 많다. 하지만 눈의 입장에서는 앞서 설명한 블루라이트의 공격과 함께 더블 펀치를 맞는 격으로 지치지 않고 배길 도리가 없다.

만약 시력이 계속 떨어지면서 만성적인 어깨나 목의 결림, 두통, 메스꺼움 등의 증상이 있다면 이 또한 눈의 과도한 피로가 원인일 수 있다. 눈의 피로가 전신의 컨디션 난조로 이어지기도 하기 때문이다.

눈을 혹사하지 않도록 작업 시간을 재검토하고, 적극적으로 눈을 쉬게 하는 시간을 가져야 한다. 눈의 피로 회복에 효과가 있다는 안약을 사용한다고 해도 가까운 곳을 보는 시간을 줄이지

않으면 근본적으로 개선되지 않는다

☀ 눈을 보호하려면 적극적으로 쉬자

현대 생활을 하는 우리가 눈을 위해서 할 일은 눈이 적극적으로 쉬도록 하는 것이다. 지나치게 일을 많이 하는 조직, 지나치게 긴장하거나 운동하는 근육 모두 쉬는 시간이 필요하다.

적극적 휴식은 눈 조직을 쉬게 하고, 눈 주위의 혈액 순환을 개선하여 눈에 산소와 영양이 원활하게 도달할 수 있는 환경을 조성한다. 그러려면 머리와 목, 어깨의 긴장을 풀고 자세를 바르게 해야 한다.

하지만 이렇게 까다로운 방법을 쓰지 않더라도 짧은 시간에 눈을 충분히 쉬게 하는 방법이 있다. 자세한 내용은 다음 장에서 소개하고자 하니 꼭 일상의 습관으로 만들기 바란다.

눈을 보호하는
음식과 식사법

☀ 눈의 기능을 높이는 영양

우리는 음식으로 몸에 영양을 공급하고, 다양한 기능을 수행하게 하면서 살아간다. 먼저 눈을 보호하려면 어떤 음식을 먹어야 하는지, 과학적으로 근거가 있는 '영양가 높은 음식'은 무엇인지 알아보자.

눈의 황반부는 시각 기능의 중심이 되는 망막의 중심부를 포함한 부분으로 글자 그대로 노란색을 띤다. 이 색은 카로티노이드라고 불리는 노란색 또는 붉은색의 색소 성분이다. 강력한 항산화 작용이 있는 색소로 인체에서 합성되지는 않지만 동식물에 널리 존재하기 때문에 우리는 음식을 통해서 흡수한다.

망막의 중심에는 카로티노이드의 일종인 제아잔틴이 많다. 황반부 주변에는 마찬가지로 카로티노이드의 일종인 루테인이 많이 모여 있어서 황반을 산화로부터 보호한다. 또한 이 색소는 블루라이트를 흡수해서 망막을 보호하기도 한다.

제아잔틴이나 루테인이 풍부한 음식을 섭취하면 소화가 된 후에 소장에서 색소가 흡수되고 혈액을 통해 황반부로 모이게 된다. 제아잔틴이 풍부한 식재료에는 구기자, 옥수수, 파프리카, 시금치가 있고 루테인이 풍부한 식재료에는 소송채, 몰로키아, 케일, 시금치 등이 있다. 제아잔틴과 루테인은 모두 녹황색 채소에 풍부하다고 기억해 두면 편하다. 꼭 녹황색 채소를 식탁에 올리는 횟수를 늘리도록 하자.

또한 어패류를 통해 붉은 색소인 아스타잔틴을 섭취해도 망막의 항산화·활성산소 제거에 도움이 된다. 연어알이나 연어, 꽃젓새우, 랍스터 등의 붉은색은 이 색소의 빛깔이다. 아스타잔틴은 황반변성 외에도 빛으로 인한 손상이나 면역 이상으로 발생하는 포도막 염증을 억제하고, 포도막 일부이면서 수정체의 두께를 조절하는 섬모체의 피로 회복에 효과가 있다고 알려져 있다.

나아가 지방은 망막에 있는 원뿔세포나 막대세포 등 시각세포를 보호한다고 알려져 있다. 특히 섭취를 권장하는 것은 등푸른생선에

풍부한 EPA나 DHA 등의 오메가3계 지방산이다. 한때 혈액을 맑게 하고, 항산화 및 항염증 작용이 있다고 해서 붐이 일기도 했다. 이미 널리 알려졌기 때문인지 최근에는 특별히 화제가 되지는 않지만, 양질의 지방 섭취는 눈 건강에 매우 중요하다. 전신의 혈액 순환 개선이나 혈관 및 혈류와 관련이 깊은 생활습관병 예방에도 도움이 되는 지방이다. 눈을 위해서라도 꼭 오메가3계 지방산을 섭취하는 것이 좋다.

등푸른생선의 EPA나 DHA는 통조림 가공품을 통해서도 간편하게 섭취할 수 있다. 또한 오메가3계 지방산은 식물성 기름에도 함유되어 있다. 아마유나 들기름이 유명하다. 다만 열에 약하기 때문에 식물성 기름의 경우에는 저온 압착 제품을 선택해야한다. 섭취할 때도 열을 가하지 않고 먹는 방법을 추천한다.

녹황색 채소의 색소는 기름과 함께 섭취하면 흡수가 잘 된다. 시금치나 파프리카 샐러드에 등푸른생선 통조림을 토핑하거나 아마유를 드레싱으로 뿌려 먹으면 수고로움을 덜 수 있어서 일석이조의 레시피가 된다. 데친 소송채에 들기름 드레싱을 곁들여도 좋다. 이처럼 간단하게 조합할 수 있으면서 쉽게 질리지 않는 메뉴를 만들어 먹도록 하자.

☀ 보충제도 슬기롭게 활용하자

식사만으로 충분한 영양 섭취가 되지 않을 때는 보충제나 영양 보조 식품을 활용하는 방법도 있다. 먹을 것이 풍요로운 시대라는 말을 들은 지 오래지만, 일본에서는 고령자의 저영양 상태가 여전히 문제가 되고 있다.

고령이 되면 식욕 및 식사량 감소, 편중된 식사, 만성적인 배뇨 문제가 증가한다. 씹거나 삼키는 힘이 약해서 밥을 먹는 시간이 길어지기 때문에 식사를 하고 나면 심한 피로를 느끼기도 한다. 이 때문에 적게 먹거나 끼니를 아예 거르는 경우가 증가하면서 식사만으로 필요한 영양을 확보할 수 없게 된다.

젊을 때보다 활동량이 줄어서 적게 먹어도 괜찮다거나 젊어서부터 쭉 다이어트를 해서 소식을 유지하고 있다는 등의 여러 이유가 있겠지만, 나이가 들면 영양의 흡수율이 저하된다는 측면은 고려되지 않아서 식사량이 부족해진다. 되도록 다양한 식품을 골고루 균형 있게 섭취하는 식생활을 목표로 하고, 이를 보충하는 역할로 보충제나 영양 보조 식품을 활용해야 한다.

최근에는 약사 이외에 영양관리사가 근무하는 약국도 늘고 있다. 또 영양상담실을 운영하는 동네병원도 있다. 고령이 되면 영양이나 보충제 관련하여 상담할 곳을 한 군데 알아 두고, 식생활이나 제품 선택에 대한 조언을 받는 것도 좋은 방법이다.

☀ 당질을 제한하는 식생활이 눈에도 이롭다

최근에는 기존에 생활습관병이라고 불리는 질병이나 암에 대해서도 산화, 당화, 염증과의 인과관계에 대한 연구도 활발하고, 새로운 정보가 잇따라 보고되고 있다. 눈 건강 저하나 질환도 마찬가지로 산화, 당화, 염증과 깊은 관련이 있다. 따라서 일반적으로 알려진 생활습관병을 예방하는 식생활이 곧 눈 건강을 지키는 방법이기도 하다.

특히 주목되는 부분은 당질의 과다 섭취와 혈당 스파이크에 따른 혈관의 부담 증가이다. 이것이 당뇨병뿐만 아니라 혈관이나 혈류와 관련된 다양한 질병을 초래하는 원인이라고 생각한다. 특히 현재 고혈당이 아니더라도 평소 식생활에서 당질을 지나치게 섭취하지 않도록 유의해야 건강한 몸을 만들 수 있다. 바쁘거나 피곤하면 자신도 모르게 당질이 많은 간편식만 섭취하게 되기 때문이다.

빵이나 삼각김밥만 먹거나 바쁘니까 일단 면 종류로 배를 채운다거나 밥 먹을 시간이 없으니까 과자와 탄산음료로 허기를 달래는 경우가 많다. 젊은 사람뿐만 아니라 중장년층도 식사에 신경을 쓰지 않으면 이런 식생활이 될 수 있다. 이러한 식생활은 비타

민이나 미네랄, 식이 섬유, 그리고 카로티노이드 같은 피토케미컬을 거의 섭취하지 못한다. 시간이 없다는 생각에 빨리 해치우려고 잘 씹지도 않고 먹는 사람도 있는데 이 역시 바람직한 식습관이 아니다.

이런 일상이 지속되면 피로가 누적된다. 스트레스도 심해져서 더 많은 당질이 포함된 음식을 찾게 되는 악순환에 빠질 위험도 있다. 눈과 전신에 부담을 주는 식생활이다. 균형감 있고 만족도가 높은 식생활이 되도록 반드시 충분한 식사 시간을 확보하고, 음식으로 몸을 보양한다는 마음으로 먹도록 하자. 이것이야말로 생활습관병을 예방하고 100년 시력을 이루는 방법이다.

필수! 눈 질환 조기 발견
5가지 체크포인트

☀ 눈에 문제가 있으면 하루빨리 적절한 치료를!

병원에 찾아오는 환자들의 눈을 보면 '어쩌다 이렇게까지'라는 안타까운 마음이 든다. 질환이 진행되어 다른 의료기관에서 치료를 거부당한 사람도 있고, 시술이나 치료를 받았지만 적절치 않아서 증상이 악화하거나 다른 문제가 추가로 생긴 사람도 적지 않다. 당연히 어떻게든 시력을 지키기 위해 할 수 있는 모든 치료를 해야 하지만, 역시 초진 상태가 나쁘면 결과에 한계가 있다.

한때 시력을 잃었던 환자는 조금만 시력이 개선되어도 대부분 진심으로 기뻐하지만, 의사의 입장에서는 안타까울 따름이다. 오늘날은 다양한 눈 질환을 치료할 수 있는 시대다. '조금만 더 일찍 진료를 받았더라면…….' 하는 아쉬움이 남는 것이다.

그래서 이 책에서 무엇보다 적절한 조기 치료의 중요성을 강조하고 있다. 여기에서는 눈의 이상이나 질환을 조기에 발견하는 5가지 체크포인트를 소개하려 한다.

☀ ① 달력으로 양안 시야 검사

보는 것은 눈과 뇌의 연대작업이다. 우리의 뇌는 매우 우수해서 때로는 보이지 않으면서도 과거의 학습이나 한쪽 눈으로 획득한 정보를 바탕으로 마치 양쪽 눈을 통해 본 것처럼 이미지를 조합해 낼 수 있다.

여성은 눈 화장을 할 때 한쪽 눈을 감고 하는 습관이 있어서 한쪽 눈의 시력이 극단적으로 변하면 비교적 빨리 알아챈다. 그러나 남성은 한쪽 눈으로 보는 일이 거의 없다. 그래서 한쪽 눈이 망막박리나 녹내장으로 실명 직전이 되어도 좌우의 차이를 인지하지 못하는 사람도 있다.

의외로 방법은 간단하다. 눈에 아무런 문제가 없는 사람은 1개월에 1번 정도 검사하는 습관을 들이자. 눈에 이상이 느껴질 때도 먼저 이 검사를 해 보고 그 결과를 안과 의사에게 전하도록 하자. 이 검사를 통해 양쪽 눈이 모두 잘 보이는지, 적절한 시력을 유지하고 있는지를 확인할 수 있다.

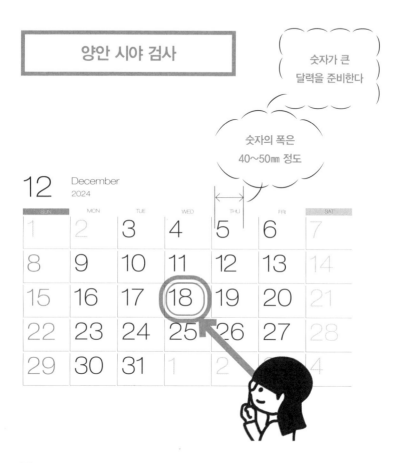

양안 시야 검사

숫자가 큰 달력을 준비한다

숫자의 폭은 40~50㎜ 정도

1️⃣ 달력에서 30㎝ 정도 떨어진 거리에서 한쪽 눈을 가리고 달력 중앙에 있는 숫자를 바라본다(이는 안과에서 시야 측정을 하는 정밀기계와 같은 거리이다). 한쪽 눈을 가린 채 1일부터 31일까지 숫자를 소리 내어 읽는다.

2️⃣ 읽지 못한 숫자 부분에 시야결손이 있다.

3 마지막 날짜까지 읽고 나서 반대쪽 눈으로도 해 본다. 양쪽 눈으로 모든 날짜를 읽을 수 있고, 시야에 차이가 없다면 문제가 없다.

※ 달력이 없을 때는 큰 종이에 매직으로 숫자를 적어서 사용해도 된다.

☀ ② '잘 보이지 않는다' 체크리스트

나는 평소에 환자가 호소하는 '잘 보이지 않는다'라는 표현에는 광범위한 의미가 포함되어 있다고 생각하며 진찰한다. 이 목록에서 소개하는 포인트를 구체적으로 주치의에게 전달하면 진찰에 도움이 된다.

잘 설명하지 못해도 괜찮다. 주치의에게 '설명하기 어렵다'라고 솔직하게 말한 다음, 요점을 짚어달라고 요청하고 가능한 범위 내에서 답하면 된다.

의사는 환자의 이야기만을 듣고 진단하지 않는다. 눈을 직접 살펴 보고, 필요한 검사 결과를 참조하여 종합적으로 판단한다. 그러므로 평소와 다르게 잘 보이지 않는다는 생각이 들면 주저하지 말고 진찰을 받도록 하자. 자가 진단이 가장 위험하다.

예를 들어 햇빛이나 야간 가로등, 자동차 헤드라이트, 텔레비전 화면 등이 눈부시게 느껴질 때가 많으면 백내장 초기 증상일 수 있다. 백내장은 확실히 고연령에서 많은 질환이지만, 나이만이 문제가 아니다. 수정체의 혼탁함이 진정한 원인이므로 젊은 사람에게도 생길 수 있다.

'잘 보이지 않는다' 체크리스트

1 잘 보이지 않은 눈은 양쪽? 아니면 한쪽?

2 개인적인 느낌이어도 괜찮으니 '어떻게 잘 보이지 않는지' 언어로 표현한다.

3 사물이 이중으로 보이거나 번져 보인다?

4 빛이 방사선 모양으로 보인다?

5 어두운 곳에서 잘 보이지 않는다?

6 연한 색이 잘 보이지 않는다.

7 검은색과 진한 남색, 보라색, 진한 녹색이 구별되지 않는다.

8 전체적으로 색이 어두워 보인다.

9 벌레가 떠다니는 것처럼 보인다.

10 번쩍거리는 빛이 보인다. (광시증 의심)

11 언제부터 잘 보이지 않는가?

12 온종일 잘 보이지 않는가? 특정 시간대인가? 언제 인지했는가?

13 눈에 손상을 주는 행위를 했는가?
(스키장에서 강한 자외선을 쬐었다/무언가에 부딪혔다/해외여행을 다녀왔다)

☀ ③ 이런 위화감에 주의하자!

구체적으로 잘 보이지 않는 증상이 있는 것은 아니지만 눈에 위화감이 있을 때 이를 무시하면 안 된다. 눈이 까끌까끌하다거나 눈곱이 끼고 개운치 않다거나, 눈이 잘 떠지지 않는 등 눈의 위화감에는 여러 증상과 표현이 있다.

까끌까끌한 것은 안구건조증, 눈곱은 결막염, 잘 떠지지 않는 증상은 안검하수의 신호일 때가 많지만 원인 질환은 여기에만 국한되지 않는다. 증상의 배경에는 이물질 혼입처럼 생각지도 못한 원인도 있다.

'무언가 불편하다'며 위화감을 호소하는 환자의 눈꺼풀을 뒤집어 보았더니 결막 안쪽에 접힌 소프트 콘택트렌즈가 들어 있던 적도 있었다. 이때는 제거해서 다행히 나아졌지만 콘택트렌즈는 눈에 부담을 주는 이물질이다. 사용에는 주의가 필요하다. 눈의 통증으로 진찰을 받은 어떤 환자는 눈꺼풀 안쪽에 알갱이 모양의 이물질이 붙어 있었다. 물어보니 스크럽이 들어간 세안제를 사용했다고 한다. 크기가 작은 알갱이라도 눈에 들어가면 상당한 통증을 유발한다.

눈의 위화감이 며칠 동안 계속되면 안과에서 원인을 조사하고 알맞은 치료를 진행해야 한다. 시판하는 안약을 상용하거나 오랫동안 상태를 지켜보는 행위는 금물이다. 참고로 안약은 아래쪽 눈꺼풀을 벌린 다음 눈꺼풀 안쪽에 한 방울만 넣으면 충분하다. 제대로 들어가지 않은 느낌이 든다고 여러 번 넣지 않아도 된다. 한 방울이면 충분히 효과가 나도록 만들어졌다.

이런 위화감에 주의하자!

1 눈이 까끌까끌하다.
2 눈곱이 생긴다.
3 눈이 떠지지 않는다.
4 저녁이 되면 항상 눈이 아프다.

☀ ④ '하이브리드 이미지'로 시력 검사

재미있게 시력 검사를 하는 방법을 한 가지 소개한다.

책을 들고 팔을 최대한 멀리 뻗어서 옆 페이지의 그림을 보도록 하자. 눈에서 최대한 거리를 두어야 한다. 무엇이 보이는가? 또 책을 가까이하면 무엇이 보이는가?

이 그림은 자세하고 선명하게 그린 자전거와 물감의 농담(濃淡)을 이용하여 윤곽을 표현한 오토바이를 합성한 이미지이다. 결론부터 말하면 초점을 맞추는 데 문제가 없고, 망막이 정보를 정밀하게 포착하면서 뇌에도 문제가 없으면 자전거가 보인다. 초점이나 망막, 뇌 등에 어떤 이상이 있으면 오토바이가 보인다.

- 눈에서 멀리하면 자전거가 보인다. → 먼 곳이 잘 보인다.
- 눈에서 멀리하면 오토바이가 보인다. → 근시로 먼 곳이 보이지 않을 가능성 크다.
- 눈에 가까이하면 자전거 보인다. → 근시일 가능성이 크다.
- 눈에서 멀리하면 자전거가 보이는데, 가까이하면 오토바이가 보인다. → 노안일 가능성이 크다.

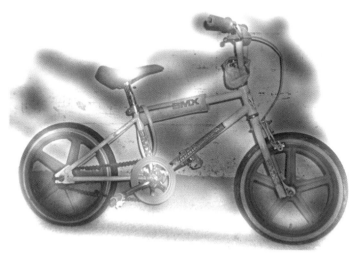

2006 Antonio Torralba and Aude Oliva
미국 매사추세츠공과대학(MIT)의 오드 올리버 박사 그룹이 제작한 '하이브리드 이미지'

☀ 시각의 중심을 체크하는 망막 이상 검사

시각 기능의 중심 역할을 하는 망막 황반부에 이상이 없는지 간단하게 확인하는 방법도 있다.

30 cm 정도 떨어진 거리에서 한쪽 눈을 가리고 '암슬러격자'라고 불리는 격자무늬의 중심 흑점을 응시한다. 중심의 흑점이 또렷이 보이는가? 중심을 응시한 채 눈을 움직이지 않고 격자 전체를 본다. 선이 왜곡되거나 어둡게 보이는 부분은 없는지, 좌우의 시각 차이는 없는지, 구석까지 선명하게 보이는지 점검한다. 선이 왜곡되거나 잘 보이지 않는 부분이 있다면 그림에 증상을 연필로 기록한다. 한쪽씩 양쪽 눈을 모두 점검한다.

익숙한 사물을 보고 점검하면 뇌가 이미지를 보완하기 때문에 문제를 인지하기 어렵다. 예시로 든 망막에 문제가 있는 경우에 하나라도 해당하면 바로 안과 진료를 받도록 한다. 이 밖에도 좌우에 차이가 있는 등 우려되는 점이 있다면 의사에게 진찰을 받아야 한다.

망막 이상을 발견하자

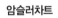

암슬러차트

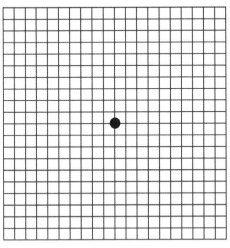

30㎝ 떨어진 거리에서 눈을 한쪽씩 가리고 격자 중심의 흑점을 본다.
콘택트렌즈나 안경을 쓰고 보면 도수가 맞는지도 확인할 수 있다.

망막에 문제가 있는 경우

망막의 황반부 등에 심각한 세포 이상이 생겼을 가능성이 있다.
안과 진료를 통해 질환이 있는지 확인하자.

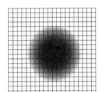

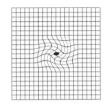

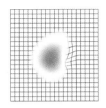

중심이 검게 보인다. | 중심이 왜곡되어 보인다. | 중심이 결손되어 보인다.

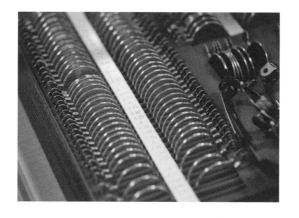

적극적으로 쉬면
눈이 젊어진다

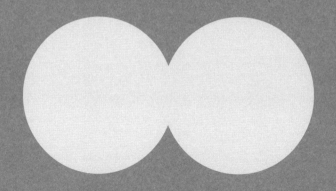

제1장에서는 소중한 우리 눈의 구조와 보인다는 것의 의미를 설명했다.

제2장에서는 현대 사회가 우리 눈에 얼마나 가혹한 환경인지, 그리고 이러한 환경 속에서 눈을 지키는 방법과 눈이 보내는 이상 징후를 알아차리는 힌트에 대해 알아보았다.

제3장에서는 쉽게 따라할 수 있는 자가돌봄법을 소개하고자 한다. 앞에서도 언급했지만, 우리 눈에 가혹할 수밖에 없는 현대 생활에서 우리가 취해야 할 행동은 눈 체조도 아니고, 시력 향상을 위한 노력도 아니다.

그렇지 않아도 혹사당하는 눈. 그리고 이를 유지하려고 지나치게 긴장하고 운동하는 근육과 조직. 이들에게 '휴식'을 제공하는 일―이것이야말로 눈을 지키는 적극적 휴양이다. 눈은 두부처럼 다루어야 한다고 앞에서 말했다. 바로 그 두부를 조심스럽게 다루듯이 이번 장에서 소개하는 다섯 가지 자가돌봄법을 실천에 옮겨 보자.

눈이 젊어지는 휴양법

1. 혈액 순환 개선 – 따끈한 온찜질
2. 혈액 순환 개선 – 꾹꾹 머리 마사지
3. 눈꺼풀판샘 마사지 – 지그시 눈꺼풀 꼬집기
4. 섬모체 이완 – 눈 10배 느리게 깜박이기
5. 눈을 보호하는 자세 교정 – 목, 등, 어깨 연결하기

1 혈액 순환 개선 – 따끈한 온찜질

눈 주변의 혈액 순환을 개선하고 긴장된 근육을 풀어준다.
수증기와 적당한 수건의 무게로 이완 효과도!

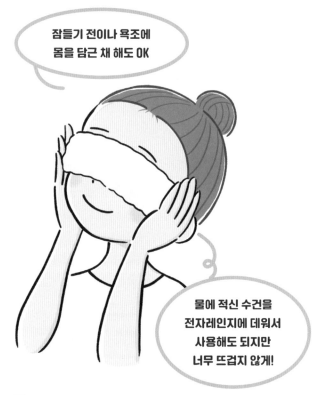

잠들기 전이나 욕조에
몸을 담근 채 해도 OK

물에 적신 수건을
전자레인지에 데워서
사용해도 되지만
너무 뜨겁지 않게!

1 눈을 감고 눈썹 위부터 코 부근에 걸쳐 따뜻한
물수건을 올려놓고 5분 정도 느긋하게 있는다.

눈이 피로할 때는 눈을 따뜻하게 해 주는 아이마스크 등 시판용 제품을 이용해도 좋다.
피로가 느껴질 때는 언제든 OK

② 혈액 순환 개선 – 꾹꾹 머리 마사지

눈의 피로와 두피 뭉침, 혈액 순환 장애는 서로 관련되어 있다.
두피를 풀어주면 눈의 긴장과 피로 완화에 도움이 된다!

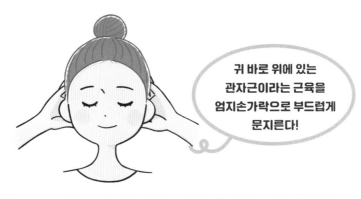

> 귀 바로 위에 있는
> 관자근이라는 근육을
> 엄지손가락으로 부드럽게
> 문지른다!

1 양손으로 머리를 감싸듯 잡고 손가락 끝의 볼록한 부분을 두피에 밀착시킨다.

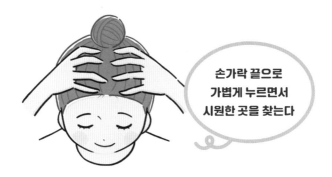

> 손가락 끝으로
> 가볍게 누르면서
> 시원한 곳을 찾는다

2 너무 강한 힘을 주지 말고 손가락 끝을 조금씩 움직이면서 두피를 마사지한다. 위치를 바꾸면서 구석구석 전체적으로 한다.

눈을 혹사하면 다량의 활성산소가 발생하여 피로의 원인이 되고, 두피의 혈액 순환 장애나 어깨결림, 목결림 등이 생긴다. 두피를 풀어주어 혈액 순환을 개선하면 눈의 피로가 경감된다.

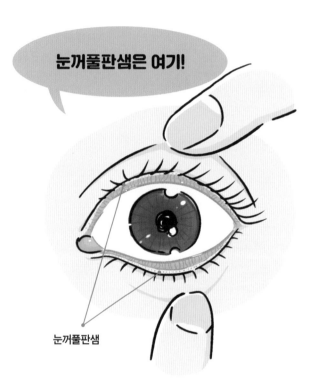

눈꺼풀판샘은 여기!

눈꺼풀판샘

안구 건조의 원인 중 85%는 눈꺼풀판샘에서 분비되는 피지의 부족. 노화나 화장품 사용으로 눈꺼풀판샘이 딱딱해지거나 막히면서 발생한다. 밤에는 화장을 꼼꼼히 지운다! 단, 눈을 씻거나 눈에 세안제가 들어가지 않도록 주의!

데운 물수건 등으로 눈꺼풀에 있는 눈꺼풀판샘을
따뜻하게 하여 부드러워진 상태에서 진행한다.

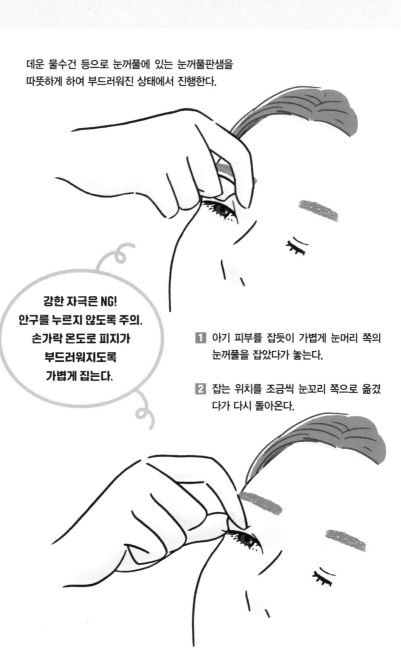

강한 자극은 NG!
안구를 누르지 않도록 주의.
손가락 온도로 피지가
부드러워지도록
가볍게 집는다.

1 아기 피부를 잡듯이 가볍게 눈머리 쪽의
눈꺼풀을 잡았다가 놓는다.

2 잡는 위치를 조금씩 눈꼬리 쪽으로 옮겼
다가 다시 돌아온다.

섬모체 이완 – 10배 느리게 눈 깜박이기

눈이 피로할 때는 먼 곳에 시선을 두면서 아주 천천히 눈을 깜박인다. 눈에 수분이
공급되면서 긴장이 풀린다.

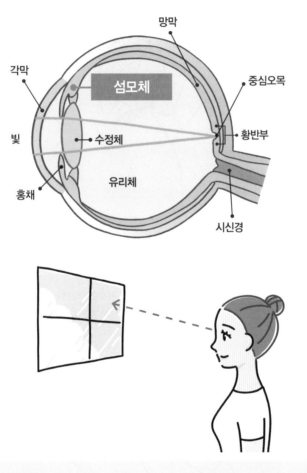

수정체의 두께 변화는 섬모체의 수축과 이완을 통해서 이루어진다. 평소 긴장하여 수축
한 섬모체를 이완시킨다.

먼 곳에 시선을 두면서 평소보다 10배 천천히 눈을 떴다가 감는다.

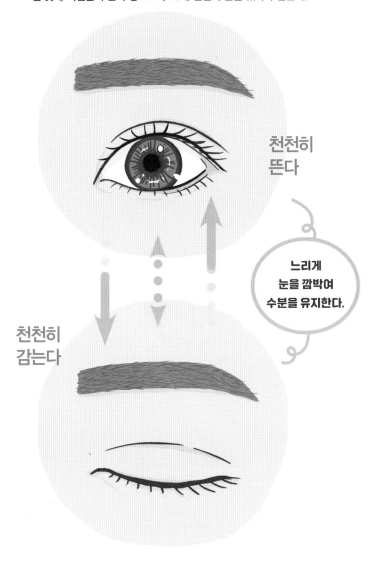

천천히
뜬다

느리게
눈을 깜박여
수분을 유지한다.

천천히
감는다

5 눈을 보호하는 자세 교정 – 목, 등, 어깨 연결하기

스마트폰이나 태블릿을 장시간 사용하면 눈에서 목으로 연결되는 근육이 전체가 긴장한다. 이 세 가지 동작으로 자세를 교정하여 풀어준다.

턱 들기

1 한 손으로 가볍게 턱을 잡고 든다.

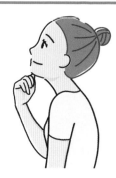

목·등 연결하기

2 턱을 든 후에 머리를 하늘로 늘리는 듯한 이미지를 그리면서 목을 세운 다음 똑바로 세운 등줄기와 이어준다(목·등 연결하기). 자세를 유지한 채 아프지 않을 정도로 목을 전후좌우로 숙인다.

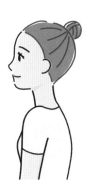

어깨 내리기

3 목·등을 연결하고 가슴을 펴고 견갑골을 붙이듯이 하면서 어깨를 몸과 수평이 되도록 내린다(어깨 내리기). ④의 '10배 느리게 눈 깜박이기'를 하면서 진행하면 더 효과적이다.

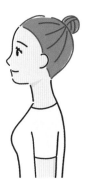

제4장

우리를 괴롭히는
눈 질환과 최신 치료법

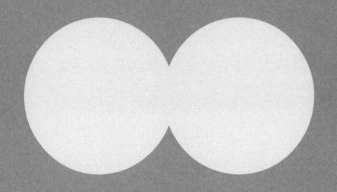

백내장 최신 치료법

☀ '어떤 의사를 선택하느냐'가 안과 진료의 첫 번째 포인트

이 장에서는 중장년이 되면 발생하기 쉬운 눈 질환에 대해 알아보려 한다. 개별적인 질환을 다루기 전에 우선 눈을 치료할 때 가장 중요한 점은 무엇일까? 바로 안과를 찾는 방법이다. 눈뿐만 아니라 어떤 질환이든 어디의 누구에게 치료받을 것인지, 다시 말해 '의사 선택'은 여러분이 생각하는 이상으로 중요하다.

일본은 의료제도적으로 어느 병원이든 자유롭게 갈 수 있기 때문인지, 아니면 대부분 병원에서 균일한 표준 치료가 이루어진다고 착각하기 때문인지 진지하게 알아보고 의사를 선택한다는 의식이 다른 나라보다 약한 경향이 있다.

해외, 특히 미국에는 의사의 실력에 따라 치료비가 달라지는 제도가 있다. 어떤 의미에서는 합리적이기도 하다. 실력이 뛰어난 외과 의사의 수술비는 비싸고, 대학병원 같은 수련 병원에서는 수술의 실습 상대가 되기는 하지만 수술비가 저렴하다.

한편 일본에서는 고도의 기술을 보유한 의사가 집도하든 수련의가 실습 수술을 하든 수술비가 동일하다. 다시 말해 일본은 미국보다 의료비가 저렴해서 환자가 의사를 잘 선택하기만 하면 세계 최저의 요금으로 세계 최고의 치료를 받을 수 있다는 뜻이다.

환자들은 얼떨결에 병원이나 의사에게 모든 치료를 맡긴다— 병에 걸렸을 때의 불안함은 충분히 이해하지만, 빨리 낫고 싶다면 환자 자신의 '낫겠다!'라는 의지와 함께 실환에 대한 올바른 지식을 갖는 것이 무엇보다 중요하다. 의지와 지식이 있으면 치료의 주인공이 자신이라는 마음가짐으로 질환과 마주할 수 있다.

치료 중이나 치료 후에 몸과 마음을 추스르고, 책임을 지는 사람도 환자 자신이다. 의사는 해당 시점에서 가장 적절한 의료 지식과 기술을 제공하는 방법으로 환자를 지원한다. 의료는 끊임없이 진화하는 '불완전한' 과학이다. 그래서 해당 시점에서 최선을 다하는 것이다. 그렇더라도 의사는 환자를 지원하는 사람 중한 명에 지나지 않는다. 무심코 선택한 병원에서 어쩌다 정해진

의사에게 치료를 맡겼다가 만족스럽지 못한 결과를 얻게 된다면? 결국 자기 자신이 선택한 결과이기 때문에 후회만 남게 될 것이다. 병원이나 의사를 정할 때는 무엇보다 자세하게 조사하고 진지하게 선택해야 현명하다. 또한 앞에서도 지적했듯이 일본의 안과 의료는 상대적으로 뒤처져 있어서 세계 수준의 의료를 제공받을 수 있는 기관이 많지 않으므로 한층 더 면밀한 조사가 필요하다.

무엇보다 안과 질환은 겉으로 보면 알 수 없을 때가 많다. 녹내장처럼 환자 자신조차 실명 직전이 되어서도 인지하지 못하는 질환이 있을 정도이다. 게다가 안과 수술은 수술 부위가 좁아서 의사 한 명이 단독으로 진행한다. 안과 수술은 재수술이 불가능하다고 생각하고 집도할 의사를 신중히 선택해야 한다.

환자는 치료의 주인공으로서 의문점이 생기면 의사에게 질문하고 납득되지 않는 처치는 거절하는 것이 바람직한 자세이다. 우리 병원에 찾아오는 환자 중에는 이전 병원에서 부적절한 수술 등을 받고 증상이 악화하여 매우 심각한 상태로 오는 사람이 적지 않다. 뒤늦게 '그때 조금 더 신중했어야 했다'라며 후회하는 사람도 많다.

조기 발견과 조기 치료가 중요하지만, 그래도 눈 질환은 환자가 이해할 때까지 설명을 듣고 판단하거나 차선책에 대한 의견을 구할 시간 정도는 있는 것이 보통이다. 조기 발견을 위해서는 시간 낭비를 하지 않는 것도 중요하다. 의문점이 많을 때는 빠르게 진단하고 합리적인 치료법을 제시하는 의사를 다시 찾아보도록 하자.

☀ 백내장은 누구에게나 생기는 노화현상

지금까지 백내장에 대해 몇 차례 언급했다. 거듭 이야기하지만, 백내장은 나이가 들면 누구에게나 생길 수 있는 질환이다. 그렇지만 백내장을 일으키는 원인과 예방법을 이해하고 있으면 발병을 보다 늦출 수 있다.

원래 눈 속의 렌즈인 수정체는 세포 측면에서 보면 손톱이나 머리카락과 같은 계통(내배엽, 중배엽, 외배엽 중 외배엽 계통)이라서 평생 성장을 지속한다. 유아기에 수정체 지름은 6~7mm 정도이지만, 80대가 되면 9~10mm로 지름이 커진다.

수정체 상피세포와 수정체 섬유세포로 이루어진 수정체는 나이테처럼 겹겹이 층을 늘려가는데, 층이 늘어날수록 압력이 세져서 처음에 형성된 중심의 핵 부분은 사방에서 눌리면서 딱딱해지고 노랗게 변한다. 이렇게 밀도가 높고 노란빛을 띠며 딱딱해지는 것을 '핵백내장'이라고 하는데, 이러한 변화는 나이가 들면 누구에게나 생기는 노화 현상이다.

핵백내장은 진행될수록 더 단단해지고, 수정체 핵의 색깔은 노란색에서 갈색으로 변한다. 또 혼탁해지면서 시력이 저하되고, 갈색으로 변하면 반대색인 파란색이나 보라색을 흡수해서 파란색과 보라색을 검은색으로 오인하게 된다. 화려한 보라색 바지를 검은색으로 착각해서 입거나 왼발에는 검은색 양말을 신고 오른발에는 짙은 남색 양말을 신기도 한다.

한편, 수정체의 핵이 아니라 바깥쪽에 있는 수정체 섬유세포의 단백질이 탁해지는 것이 '피질백내장'이다. 정상적인 수정체를 만드는 수정체 섬유세포는 규칙적인 세포 배열로 투명성을 유지하는데, 섬유세포의 단백질이 당화 등의 원리에 의해 서서히 변하면서 단백질 집합체를 형성하는 것이다. 이렇게 되면 세포 배열이 흐트러지고 빛이 난반사하여 눈이 부시거나 흐려 보인다.

핵백내장과 피질백내장의 원인이 되는 요소는 일반적으로 노화, 자외선 노출, 영양 상태, 알코올 섭취, 당뇨병, 약물, 가족력 등이 알려져 있다. 또한 수정체의 물리적인 외상이나 염증 등에 따른 대사 이상도 관련이 있다.

특히 주의해야 할 점은 자외선이나 단파장 LED 같은 빛 공해다. 수정체의 세포 내 단백질인 트립토판은 자외선을 흡수하면 활성산소를 만들어 낸다. 이 활성산소가 앞서 말한 단백질 집합체를 형성하여 수정체가 혼탁해지는 것이다. 더불어 당질의 과다 섭취도 세포 내 단백질의 당화를 가속하여 혼탁함을 만드는 큰 원인이 된다. 빛 공해로부터 눈을 보호하고, 당화와 산화를 막기 위해 당질 제한식을 중심으로 식생활을 개선해야 한다.

☀️ 푸른 불꽃이 잘 보이지 않는다면 즉시 수술을

이미 백내장이 생긴 눈은 수술로 치료해야 한다. 오늘날에는 이 방법밖에 없다. 그렇지만 수술법과 다초점 렌즈가 극적으로 발전해서 수술 후에는 나안으로도 잘 볼 수 있다.

백내장 수술은 간단히 말하면, 렌즈 역할을 하는 수정체가 혼탁해져 보이지 않으므로 수술을 통해 새로운 인공 렌즈로 교체하여 시각 기능을 회복시키는 것이다. 수술을 받으려면 우선 눈 기능 검사를 해야 한다. 가장 먼저 시각 기능의 대표 격인 시력 검사를 한다. 시력이 어느 정도 떨어졌을 때 백내장 수술을 받아야 할지는 개인마다 원하는 바가 달라서 일률적으로 말하기는 어렵지만 운전면허 시력 검사의 통과 여부가 하나의 판단 기준이 될 수 있다.

일본의 운전면허 합격 시력은 보통 0.7 이상이다. 다시 말해, 0.6 이하가 되면 수술해도 된다는 뜻이다. 파일럿 등 직업에 따라서는 시력이 1.0인 경우에도 '백내장으로 빛이 난반사해서 수술하고 싶다'고 희망하는 사람도 있다.

또 일반적으로는 검사를 하지 않지만, 백내장은 색각이상도 일으키기 때문에 색각표를 통한 색각장애 검사를 진행하기도 한다. 예를 들면 진남색을 검은색으로 착각한다거나 은행 설명문의 연한 붉은색 글씨가 보이지 않는다거나 보라색을 거무스름한 색이라고 생각했거나 가스레인지의 푸른 불꽃이 잘 보이지 않는 것과 같은 증상이 있을 때는 되도록 빨리 백내장 수술을 받는 편이 좋으므로 주치의에게 반드시 전해야 한다.

☀ 백내장을 방치하면 안 되는 이유

백내장을 방치하면 수정체 렌즈가 수포처럼 변한다. 원래 수정체는 평생 성장을 지속하는데, 나이가 들수록 수정체가 커져서 홍채를 들어올리기 때문에 눈 방수가 흘러 나가는 공간인 전방각이 좁아진다. 전방각이 좁아져 방수의 흐름이 나빠지면 녹내장의 원인이 되기 때문에 백내장과 녹내장이 함께 생기는 사례가 많다.

전방각이 좁지 않더라도 70세가 넘어서 백내장을 방치하면 90%가 녹내장으로 이어진다. 녹내장은 실명 직전에도 자각하기 어려운 질환이다. 앞서도 언급했지만, 국제적으로는 '녹내장 치료는 백내장 수술부터'라고 이야기할 정도로 합병의 가능성이 높다는 사실을 잊지 말아야 한다.

녹내장 최첨단 치료법

☀ 녹내장의 원인은 높은 안압만이 아니다!

일본에서 실명 원인 1위 질환은 녹내장이다. 그런데 왜 녹내장이 생기는지 그 원인은 아직 밝혀져 있지 않다. 안과 의사조차 녹내장은 안압이 높아지고, 높아진 안압이 원인이 되어 시신경에 장애가 생기고, 시야가 좁아지면서 서서히 실명하는 병으로 믿고 있다. 하지만 이는 조금 다르다.

물론 안압은 지금까지 경험치나 통계치로 볼 때 녹내장의 원인 중 하나이다. 따라서 점안액으로 안압을 낮추는 표준적인 치료는 필요하다. 또한 진행된 녹내장에서 수술을 통해 안압을 낮추는 방법도 효과적이며 잘못된 치료는 아니다. 그러나 녹내장의 원인은 안압만이 아니다.

오히려 안압만이 원인인 경우는 녹내장 전체의 30% 정도에 불과하다. 다른 원인으로는 주로 시신경에 가해지는 '기계적 압박'이나 '나쁜 혈류와 그 결과 생기는 산소와 영양 부족' 등이 꼽히고 있다. 안압이 높지 않은 사람에게도 녹내장은 생기기 때문에 안압이 더 높아지지 않는다고 안심해서는 안되는 것이다.

눈은 크게 빛을 전기신호로 변환하는 부분과 그 전기신호를 뇌로 전달하는 전달계 부분으로 나뉘는데, 녹내장은 전달계 부분에서 전기신호를 뇌로 전달하는 케이블 역할을 하는 시신경 세포에 장애가 발생하는 질환이다. 모든 신경세포는 '압박'과 '혈류 장애'로 손상을 입게 된다. 이는 녹내장의 시신경 장애와 관련해서도 마찬가지다.

녹내장은 근시든 원시든 생길 수 있다. 과다근시일 때는 눈이 길어지면 시신경의 세포 가지가 기계적 압박을 받아 혈류가 나빠지면서 시신경 장애가 발생하고 녹내장이 발생한다. 한편 원시의 경우에는 짧은 눈 길이로 인해 눈 방수가 흘러 나가는 공간인 홍채와 각막 사이의 전방각이 좁아지면서 안압이 올라간다. 특히 야간에는 눈동자가 열려 홍채가 주변으로 쏠리면서 전방각이 좁아지기 때문에 안압이 상승한다. 안압이 상승하면 상대적으로 시신경의 혈류가 나빠진다. 때문에 시신경 장애를 초래하고 결국 녹내장으로 이어지는 것이다.

'정상안압'이라는 말을 들어 본 적이 있는가? 이는 일찍이 독일에서 '10~20mmHg(수은주밀리미터)'를 정상안압이라고 여겼던 개념에서 시작되었다. 그렇지만 실제로는 이 정상안압 내에서도 녹내장으로 진행되는 사람이 적지 않다. 일본에서 진행한 대규모 역학조사에서도 녹내장 환자의 70%가 정상안압이었다고 보고되고 있다. 즉, 정상안압이라는 개념 자체가 옳지 않은 셈이다.

☀ 녹내장으로 실명하는 일본인이 많은 이유

일본에서는 한동안 녹내장이 지속해서 실명 원인 1위를 차지했다. 이는 그냥 지나칠 수 없는 중대한 문제이다. 조금 오래된 데이터이지만, 2016년 통계에 따르면 일본에서 실명한 사람의 28.6%가 녹내장 때문이었다. 반면 미국은 8%에 그치고 있다. 왜 이 정도로 차이가 날까?

미국에서 실명 원인 1위인 노인성황반변성의 진단이 일본에서 충분히 이루어지지 않은 이유도 크겠지만, 동시에 미국에서는 녹내장 치료에 대부분 수술을 선택하고 있어서 완치되는 사람도 많기 때문이다. 한편 일본의 녹내장 치료는 점안액을 이용하는 보존 치료가 주를 이룬다. 점안액으로 안압을 낮추는 치료도 의미가 있다. 하지만 점안액만을 사용하는 치료는 초기 단계에서만 효과가 있다. 점안액만으로 안압이 충분히 떨어지고 녹내장 진행이 멈추는 경우는 드물다.

중기 이후로 시야결손이 진행된 환자는 시기를 놓치기 전에 수술해야 한다. 녹내장 수술 방법 한 가지로 효과가 있을 때도 있지만, 여러 수술 방법 중에서 최적의 방법을 선택해야 한다. 그러나 다양한 녹내장 수술을 완벽하게 집도할 수 있는 안과 의사가 일본에는 손에 꼽을 정도밖에 되지 않는다. 다시 말해 실제로는 수많은 환자가 수술이라는 선택지를 제공받지도 못한 채 수술 시기를 놓쳐서 실명이라는 최악의 결과를 맞이하고 있는 것이다.

실제로 환자에게 녹내장 수술을 권하면 많은 사람이 '수술도 되나요?'라며 놀란다. 녹내장은 수술로 치료할 수 있는 질환이라는 사실과 올바른 수술치료법에 대해 알리지 않으면 실명 원인 1위 자리는 변하지 않을 것이다.

☀ 왜 녹내장을 간과할까?

녹내장은 전기신호를 전달하는 전달계 세포의 장애다. 전달계 세포란 망막신경절세포와 그 가지를 말하는데, 이 가지가 모인 것이 시신경이다. 시신경을 직접 관찰해 보면 세포 단계의 장애를 꽤 정밀하게 파악할 수 있다. 지금은 세포 장애를 기계로도 측정할 수 있다.

초기 단계에서 녹내장을 발견하면 점안액이 효과적이다. 녹내장으로 진행하지 않는 안압을 목표로 잡고 치료 기준을 세운다. 초기 단계의 목표 안압은 15mmHg 정도이다. 이 정도 안압은 점안액만으로도 달성할 수 있다.

그러나 녹내장은 조기 발견이 쉽지 않은 질환이다. 말기가 될 때까지 환자 자신조차 전혀 자각하지 못할 때도 많다. 보통은 시각에 이상을 느끼지 못하면 안과 진찰을 받지 않는다. 양쪽 눈으로 볼 때는 좁아진 시야를 알아차리기 어렵다. 게다가 녹내장 진단은 기술과 경험이 필요해서 정확히 진단하지 못하는 안과도 많다.

백내장이 있는지는 쉽게 알 수 있지만 녹내장은 놓치기 쉽다. 몇 년 동안 동네 안과에서 가벼운 백내장이 있다는 말만 들었다고 호소하는 환자도 적지 않다. 이런 경우에는 백내장도 결코 가볍지 않다. 백내장 수술은 문제없이 진행할 수 있지만, 본인도 모르는 사이에 발병하여 진행되고 악화한 녹내장이 더 큰 문제다.

이때는 초기에 발견했을 때보다 훨씬 낮은 안압을 목표로 유지해야 녹내장으로 진행하는 것을 막을 수 있다. 구체적으로 중기부터 말기의 진행된 녹내장의 경우에는 목표 안압을 한층 더 낮은 9~10mmHg 정도로 잡지 않으면 치료가 불가능하다. 점안액 등의 약만으로는 낮출 수 없다. 중기 이후에는 수술을 통해서만 진행을 막을 수 있으며, 말기에는 아무리 안압을 낮춰도 진행을 막을 수 없을 때가 많으므로 수술은 중기일 때 진행해야 한다.

☀ 녹내장 치료에서 점안액은 어떻게 사용할까?

이제부터는 녹내장에서 어떤 치료가 필요한지 알아보자. 먼저 초기에 시작하는 점안액 치료에 대해서이다. 녹내장의 원인에는 나쁜 혈류와 기계적 압박 등 몇 가지 사항이 있지만 높은 안압도 주요 원인이다.

점안 치료의 목적은 안압을 낮추는 데에 있고, 치료 효과에는 두 가지 측면이 있다. 하나는 눈 방수가 유출로로 잘 흐르게 하는 효과이고, 다른 하나는 눈 방수의 생산을 억제하는 효과이다.

① 눈 방수의 흐름을 개선하는 효과

안압으로 안구를 유지하고 산소와 영양을 공급하는 물(눈 방수)은 눈에서 중요한 역할을 한다. 눈 방수의 흐름이 막히면 안압이 올라간다. 방수의 약 90%는 '주경로'를 통해 흘러간다. 주경로는 구체적으로 다음과 같다.

눈 방수는 섬모체 돌기의 세포에서 분비된다. 이 물은 홍채 아래를 흘러 동공을 지난 다음 각막과 홍채 사이에 있는 전방각으로 이동하고, 전방각의 하수도에 해당하는 섬유주라는 그물 형태의 조직을 통과하여 쉴렘관으로 들어가 정맥으로 되돌아간다. 이 경로 중 어느 과정에 문제가 생겨 안압이 올라가느냐에 따라 선택하는 점안액이 달라진다.

한편, 눈 방수의 10%는 쉴렘관을 통과하지 않고 부경로로 흘러간다. 홍채와 맥락막 사이의 틈새로 유출되는 것이다(이 부경로를 포도막-공막 유출로라고 한다). 부경로에 문제가 있을 때 사용하는 대표적인 약은 프로스타글란딘 제제이다. 프로스타글란딘 제

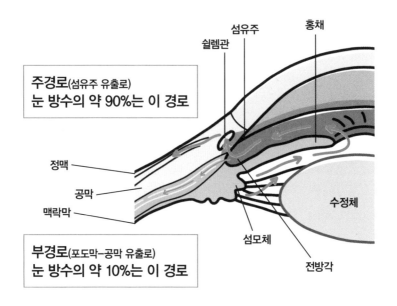

제는 단일제로 안압 하강 효과가 크다. 환자의 현재 안압에서 약 30% 정도 감소한다.

② 눈 방수의 생산을 억제한다

점안 치료의 두 번째는 눈 방수의 생산 자체를 억제하는 방법이다. 눈 방수는 섬모체 돌기에서 만들어진다. 녹내장 약물 치료의 다른 한 축은 방수의 생산량 조절이다.

①과 ②의 치료에서 각각 실제로 사용되는 대표적인 약과 부작용은 다음의 표와 같다.

① 주경로를 흐르는 방수의 흐름을 개선하는 점안액

작용에 따른 분류	작용	약명	부작용
부교감신경 작용제	섬모체 근육을 수축시켜 섬유주를 넓힌다.	산필로R	동공이 수축하여 시야가 어두워진다.
이온 통로 개방제	이온이 통과하는 작은 구멍을 넓힌다.	레스큘라R	속눈썹이 진해지거나 홍채 및 피부에 색소가 침착하여 검게 변하기도 한다.
ROCK 효소억제제	섬유주에 있는 Rho 키나아제라고 하는 방수 배출에 관여하는 효소의 활동을 억제하여 주경로로 방수가 배출되도록 촉진한다. 안압 하강 효과는 2~4mmHg 정도.	글라나텍R	자극이 강해서 눈이 충혈된다. 눈꺼풀염이 생길 수 있다. 통증이 발생하기도 하는데 2시간 정도 지속된다. 안압을 한층 더 낮추기 위해 추가로 사용할 때가 많다.

② 부경로를 흐르는 방수의 흐름을 개선하는 점안액

작용에 따른 분류	작용	약명	부작용
프로스타글란딘 제제	섬모체 근육을 수축시키는 방법으로 부경로를 넓혀서 방수 배출을 촉진한다. 프로스타글란딘 점안을 통한 안압 하강 효과는 원래 안압의 약 30%로 4~6mmHg 정도 떨어진다. 점안액 중에서 안압 하강 효과가 가장 크다.	잘라탄R 트라바탄즈R 나프로스R	자극으로 눈이 충혈된다. 눈 주변이나 홍채에 색소가 침착된다. 눈꺼풀 고랑이 깊어진다. 눈꺼풀이 검게 변한다. 속눈썹이 길어진다.
		에이베리스R	색소침착은 잘 생기지 않지만 안내렌즈를 넣은 환자는 망막 황반부종이 생겨서 시력이 떨어질 수 있다. 백내장 수술 후나 향후 수술 가능성이 있는 환자는 사용하면 안 된다.
α1 차단제	섬모체에 있는 α1 수용체를 차단하여 부방수로의 유출량을 늘린다.	데탄톨R	부작용도 적지만 효과도 적다. 다른 점안액으로 효과가 잘 나타나지 않을 때 추가로 사용한다.

③ 눈 방수의 생산을 억제하는 점안액과 내복약

작용에 따른 분류	작용	약명	부작용
탄산탈수효소 억제제	섬모체 돌기에서 방수를 만들 때 꼭 필요한 탄산탈수소 효소의 활동을 억제한다. 점안액의 안압 하강 효과는 본래 안압의 15~20% 정도로 2~3mmHg 안압 감소.	트루솝R (점안액) 아좁트R (점안액)	일시적으로 눈이 시리다.
	내복약이 더 잘 듣는다.	다이아목스R (내복약)	내복약의 안압 하강 효과는 좋지만, 이뇨제라서 배뇨로 혈중 칼륨 농도가 감소하여 손이 저린다. 칼륨 복용을 동시에 진행한다. 장기간 사용은 어렵다.

교감신경 β 차단제(β 브로커)	섬모체 내의 방수 생산에 관여하는 β 수용체의 역할을 차단하여 방수 생산을 억제한다. 안압 하강 효과는 본래 안압의 15~20% 정도로 2~5mmHg 안압 감소.	티몹톨R 리스몬R 미켈란R 베톱틱R	기관지 수축이나 심장 박동을 억제하는 작용이 있어서 천식, 느린맥, 혈압 저하 등이 생길 수 있다. 천식이나 심장병이 있으면 사용하기 어렵다.
교감신경 α2 수용체 자극제	방수의 생산과 배출에 관여하는 α2 수용체의 역할을 활성화하여 방수 생산을 억제하고 부유출로로 방수가 배출되도록 촉진한다. 안압 하강 효과는 4mmHg 정도이다.	아이파간R	눈이 짓무르고, 알레르기성 충혈, 혈압 저하가 생길 수 있다.
α1·β 차단제	부유출로의 배출량을 늘리고, 방수 생산을 억제한다. 안압 하강 효과는 본래의 20% 정도이지만 부작용 문제가 있어 사용하기 쉽지 않다.	하이파딜	기관지 수축 작용이 있어서 천식이 있는 사람은 사용이 어렵다. 느린맥도 생기기 때문에 심장병이 있으면 쓰기 어렵다.

점안액은 작용과 부작용의 균형을 고려하여 일차선택약을 결정한다. 단일제로 사용할 때는 효과가 큰 프로스타글란딘 제제의 사용이 용이하고, 그다음으로는 보통 β 차단제나 탄산탈수효소억제제를 선택한다.

최근에는 두 가지의 점안액을 하나로 배합한 복합제도 많아졌다. 예를 들면, 티몹톨과 트루솝을 배합한 코솝, 미켈란과 잘라탄을 배합한 미켈루나, 티몹톨과 아이파간을 배합한 아이베타, 아이파간과 글라나텍을 배합한 글라알파 등이 잇달아 등장하고 있다.

다만 두 종류를 배합한다고 효과가 두 배가 되는 것은 아니다.

보존제가 바뀌면서 자극이 더 심해지기도 하고, 각각의 단일제를 사용했을 때와 동일한 효과가 나타난다고 단정할 수 없어서 점안 횟수는 줄지만 좋다고만은 할 수 없다. 단일제를 사용하면 횟수는 늘지만 안압 하강 효과가 크고 비용도 훨씬 저렴하다. 복합제는 비싼 가격도 문제이다. 점안 횟수가 줄어서 수고를 덜 수 있는 점은 큰 장점이지만 단점에 대해서도 이해해 둘 필요가 있다.

점안액은 사용해 보고 사용감이나 안압 하강 효과, 점안 시의 부작용, 비용 등을 비교하여 문제가 있다고 생각되면 주치의와 상담하여 약을 변경한다.

☀ 긴급한 녹내장 수술이란

앞에서 설명한 눈 방수가 주경로를 따라 흐르는 과정에서 전방각이 막히는 질환을 폐쇄각녹내장이라고 한다. 널리 알려진 일반적인 녹내장은 전방각이 열려 있는 개방각녹내장이지만, 중장년 이상의 안구 길이가 짧은 원시에서 발생하기 쉬운 긴급을 요하는 질환이 바로 폐쇄각녹내장이다. 급격히 안압이 상승하면서 두통과 함께 앞이 보이지 않게 되는 이 질환에 대해 먼저 알아보기로 하자.

폐쇄각녹내장은 눈 방수가 흐르는 길이 막혀서 안압이 급격히 올라간다. 안압은 60mmHg 정도로 매우 높은 수치를 기록한다. 일반적으로 정상안압은 10~20mmHg라고 보기 때문에 상당히 높은 상태다.

전방각이 막히면서 안압이 급상승하기 때문에 약으로는 떨어지지 않는다. 시야가 보이지 않고 두통이 생긴다. 단기간에 실명할 우려가 있으므로 서둘러 수술할 필요가 있다. 녹내장 치료 경험이 풍부한 안과 의사가 주변홍채절제술로 물길을 만들면 회복이 가능하다.

더 중요한 사항은 전방각이 좁아서 막혔기 때문에 전방각을 열어주기 위해서라도 먼저 백내장 합병증 여부를 진단하고, 백내장이 발견되면 백내장 수술을 진행해야 한다는 점이다. 수정체보다 인공 안내렌즈가 얇아서 전방각이 열리는 원리의 수술로, 주변홍채절제술은 필요 없게 된다.

그런데 병원에 따라서는 레이저를 이용하여 주변 홍채에 구멍을 뚫는 시술을 하는 곳이 꽤 있다. 그 이유는 수술 기술이 간단해 보여서다. 하지만 폐쇄각녹내장이나 그 위험이 있는 사람은 절대 레이저로 홍채를 절개하면 안 된다. 고안압 상태에서는 각막에 부종이 있어서 강도가 약한 레이저로는 통과하지 못하기 때문이다. 에너지를 높여서 레이저를 조사하게 되면 눈의 전방이 얇아서 레이저가 각막 내피 세포에 손상을 입힌다. 또한 홍채 세포가 날아가 염증이 생기면서 안압도 한층 더 올라간다. 각막 내피

세포가 손상되어 각막이 영구적으로 혼탁해져서 한층 더 보이지 않게 된다.

매우 높은 고안압을 수술로 낮출 때 주의해야 할 점은 이 밖에도 더 있다. 수술로 고안압을 급속히 낮추면 망막 아래에 있는 맥락막의 혈관이 파열되어 출혈이 발생할 수 있다. 이러한 출혈을 '분출출혈(Expulsive Hemorrhage)'이라고 한다. 이렇게 되면 보통 맥락막에 혈종이 생기면서 망막 전체가 부풀어 올라 실명하게 된다. 따라서 고안압을 수술할 때는 눈의 폐쇄 환경을 유지하고 안압을 서서히 낮추어 급격한 압력 변화로 맥락막 혈관이 파열되지 않도록 주의해야 한다.

분출출혈의 위험성이 특히 높은 사람은 오랫동안 녹내장을 앓은 사람, 고령이며 마른 체형의 사람, 혈관 병변이 있는 사람, 혈액 질환이 있는 사람 중 혈압이 높은 경우이다. 즉, 혈관계 질환이나 당뇨병, 콜라겐병, 면역질환 등 전신질환이 녹내장으로 발현되는 사례가 많다. 그렇지만 병을 치료할 때는 아는 것부터 치료할 수밖에 없다. 때문에 안압만이 원인이 아니라는 사실을 알지만 가장 먼저 안압을 낮추는 치료를 시작한다.

분출출혈의 위험이 있는 환자의 수술은 매우 어려워서 유리체 절제술을 3만 건 이상 진행한 안과 의사가 담당해야 하는 수준이다. 만약 출혈이 생기더라도 최상급의 기술이 있으면 실리콘 오일을 병용하여 분출출혈을 치료할 수 있다.

우리 병원에서도 혈관계 질환으로 인해 혈관이 매우 약해진 중증 녹내장 환자의 분출출혈을 치료한 적이 있다. 이 환자는 맥락막에서 혈관이 파열되었고, 망막하 출혈로 급속히 혈종이 생기면서 망막하 팽창이 나타났다.

대개는 이 상태에서 실명하지만, 바로 유리체절제술을 진행하고 유리체 내에 실리콘 오일을 주입하여 압력을 높여 망막을 늘렸다. 그 결과 수개월 후에는 혈종도 사라지고 망막도 가라앉아 시력이 개선되었다.

이는 내가 보아도 기적적으로 좋은 결과가 나왔다고 생각될 정도로 어려운 수술이었다. 이후에도 유사한 사례를 몇 차례 경험하면서 현재는 즉각 대응하면 분출출혈에서도 시력을 구할 수 있다고 자부한다.

☀ 일반적인 개방각녹내장 수술

지금까지는 눈 방수의 흐름이 중단되어 하루빨리 치료가 필요한 폐쇄각녹내장에 대해 설명했다. 한편, 방수의 유출로가 열려 있는 경우는 개방각녹내장이라고 하는데 이것이 일반적으로 알려진 녹내장이다.

눈 방수는 경로를 따라 흘러 혈관 정맥으로 돌아간다. 전방각은 방수가 나가는 출구와도 같은 곳이다. 이 문이 열려 있는데도 안압이 올라가는 가장 주된 이유는 섬유주 그물이 무언가로 막혀서 방수의 흐름이 나빠졌기 때문이다.

일반적으로 개방각녹내장의 안압은 20~30mmHg 정도인 경우가 많다. 이를 어떻게든 10mmHg 정도까지 낮추려고 점안액이나 내복약을 여럿 사용해도 12mmHg 정도가 한계여서 수술이 필요하다. 이때는 원인에 부합하는 수술을 진행한다.

예를 들면 홍채에서 빠진 색소가 섬유주 그물을 막으면서 안압이 올라가는 경우가 있는데 이를 색소녹내장이라고 한다. 홍채에서 색소가 빠져나오기 때문에 환자의 홍채는 약간 초록빛을 띠게 된다. 이런 경우에는 약이 거의 효과가 없기 때문에 수술을 서둘러야 한다.

막힌 섬유주 그물을 터주는 수술을 '유출로재건술'이라고 한다. 녹내장 수술은 크게 이 유출로재건술과 '여과수술'로 나뉜다. 먼저 유출로재건술부터 알아보자.

유출로재건술에는 여러 가지 방법이 있다. 일반적으로 자주 사용하는 방법은 눈 속에 아주 작은 유출로를 내는 방식이다. 카후크나이프, 트라벡톰, 마이크로후크 등 다양한 이름의 나이프로 섬유주 일부를 절개한다. 이 방법은 60~90도 정도의 좁은 범위

360도 섬유주절개술

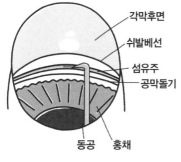

27G 바늘 끝을 구부린다.

각막후면
쉬발베선
섬유주
공막돌기

동공   홍채

1 전방각경으로 전방각 섬유주를 관찰할 수 있다. 바늘의 날카로운 끝으로 섬유주와 쉴렘관 내벽 사이에 옆으로 절개선을 넣는다.

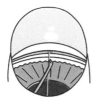

2 끝을 둥글린 5-0 나일론 실을 쉴렘관 내벽의 절개선으로 집어넣고 쉴렘관 내부로 밀어 넣는다.

3 쉴렘관 내부로 5-0 나일론 실이 점점 들어간다.

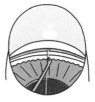

4 반대쪽에서 나일론 실의 끝부분이 모습을 드러낸다.

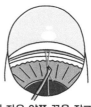

5 실의 좌우 양쪽 끝을 잡고 각막 절개선을 통해 밖으로 끄집어낸다.

6 쉴렘관 전체 둘레가 절개된다. 360도 섬유주절개술 완성. 진정한 유출로재건술로 안압 하강 효과가 매우 크다.

만 섬유주 절개를 하기 때문에 안압의 하강 효과는 크지 않다.

또 미세한 금속 스텐트 관 두 개를 섬유주에 삽입하는 방법도 있다. 이 방법은 보험이 적용되는 수술로 수술 난이도 자체는 높지 않다. 다만 효과를 기대하기 어렵고, 안압이 잘 떨어지지 않아서 우리 병원에서는 최근에 진행하지 않는다.

한편 똑같이 보험 적용이 되지만 360도 전체를 열어주는 유출로재건술은 매우 효과적인 수술 방법이다. 이는 안구 둘레 전체의 섬유주를 절개하고 쉴렘관을 열어주는 방법으로 '360도 섬유주절개술'이라고 한다. 앞에서 설명한 좁은 범위의 절개가 아니라 전체를 절개하는 방법으로 안압 하강 효과도 극적이다.

섬유주와 쉴렘관을 360도로 절개하여 개방하는 **360도 섬유주절개술**은 내가 미국 안과학회에서 보고한 방법이기도 하다. 나는 기존 기구를 변형하여 수술 도구를 직접 만드는데 이것이 시판하는 유사한 제품보다 사용이 편리하다.

각막을 2mm 절개하고 눈 속에 점탄성 물질을 주입하여 전방을 만든다. 전방각경으로 확인하면서 끝을 구부린 바늘로 섬유주 일부를 절개하고, 열기구로 끝을 둥글게 만든 실을 절개선을 통해 쉴렘관 안으로 집어넣는다. 실을 넣고 안구 둘레로 한 바퀴 돌리면 둥글게 말린 실의 끝이 처음 자리로 돌아온다. 실의 양쪽 끝을 핀셋으로 잡고 절개창을 통해 천천히 꺼낸다. 그러면 안구

360도 전체 둘레의 섬유주와 쉴렘관 절개가 완료된다. 수술 후 안정되면 안압이 상당히 떨어진다. 특히 전방각의 저항이 큰 눈에서 극적인 효과가 나타난다.

다만 섬유주와 쉴렘관 절개에 따른 출혈이나 저안압으로 혈액이 역류하면서 2주 정도는 눈 내부에 혈종이 생겨 제대로 보이지 않을 수도 있지만 걱정하지 않아도 된다. 수술 후에는 오랫동안 안압 하강 효과가 지속된다. **섬유주절개술를 효과적으로 진행하려면 짧은 범위의 절개로는 수술 효과를 거의 보기 어렵다. 안구 둘레를 360도 전체 개방하는 이 수술법이 최선이다.**

그런데 안과에 따라서는 '최소침습녹내장수술(MIGS)'이라는 이름으로 효과가 크지 않은 짧은 범위만 절개하는 수술이 이루어지고 있다. 쉬운 수술이지만 효과는 기대하기 어렵다. 환자 입장에는 수술 이름만으로는 구별이 쉽지 않으니 주의가 필요하다.

☀ 다른 경로로 눈 방수를 흘려보내는
여과수술·섬유주절제술

녹내장 수술법의 다른 하나는 여과수술이다. 대표적으로 섬유주절제술(trabeculectomy)이라고 불리는 방법이 있다. **섬유주절제술이란 섬유주 일부를 잘라내고, 잘라낸 통로를 통해 눈 안의 방수를 밖으로**

내보내는 것이다. 밖이기는 해도 청결한 환경으로 흰자위를 덮는 막인 결막 아래로 흘려보낸다.

이 방법은 사실 1900년부터 있었지만, 현대적인 섬유주절제술은 1960년대에 영국의 안과 의사 피터 왓슨(Peter Watson)을 중심으로 시작되었다. 이후 점점 개량되면서 안전성과 정확성이 높아졌다. 최신 여과수술은 다음과 같은 절차로 진행한다.

먼저 결막의 가장 안쪽인 결막구석 근처를 일부 절개한다. 결막 아래에 공막이라고 하는 흰 안구가 벽을 드러내면 테논낭 밑마취를 진행한다. 그리고 결막 안쪽에는 여과 효과가 지속될 수 있도록 흉터 세포의 증식을 억제하는 항암제 MMC(Mitomycin C)를 소량 집어넣는다.

이어서 각막윤부라고도 하는 공막과 각막이 만나는 부위에서 시작하여 3㎜×3㎜의 공막절편이라고 불리는 작은 덮개를 만든다. 공막을 절반 두께로 얇게 절개하면 각막윤부가 연결된 덮개를 만들 수 있다.

각막윤부와 공막절편이 연결된 부위의 아래쪽 중앙부를 절개하여 작은 공간을 만들고, 섬유주 일부를 포함하여 공막을 잘라내면 눈 전방으로 이어지는 '창'이 완성된다. 이곳이 방수가 흘러나오는 새로운 길이 된다.

그런 다음 홍채가 이 길을 막지 못하도록 홍채 끝을 조금 잘

눈 방수의 새로운 통로를 만드는
섬유주절제술(여과수술)

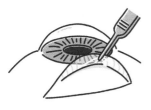

1 결막과 테논막을 각막윤부에서 떨어진 곳에서 수평으로 절개한다.

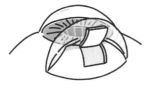

2 사방 3밀리의 공막절편(덮개)을 만들고, 흉터 예방을 위해 항암제인 MMC를 단시간 도포한다.

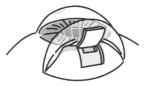

3 공막과 섬유주를 함께 절제하여 작을 창을 만든다.

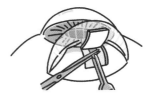

4 창을 통해 가는 핀셋으로 홍채 일부를 잡아당겨 주변홍채절개를 진행한다. 홍채 끝부분이 섬유주를 절제한 창으로 빠져나와 막히면서 여과를 저해하는 것을 예방한다.

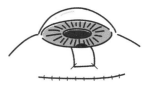

5 공막절편을 느슨하게 꿰맨다(10-0 나일론 두 군데). 물이 조금 나온다. 공막과 테논막을 봉합한다.

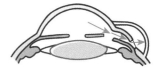

6 여과포(방수가 고이는 장소)에 고인다.

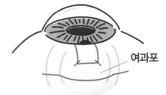

여과포

7 큰 여과포가 생긴다. 안압이 충분히 내려간다(목표 안압은 10mmHg).

라낸다(주변홍채절개술). 뚜껑을 덮듯이 공막 절편을 덮고 양쪽 끝을 봉합한다. 그리고 결막윤부에서 분리된 테논막과 결막의 절개 부위를 봉합하면 끝난다.

과거에는 각막윤부에서 각막을 절개했다. 후카사쿠안과의 백내장 수술은 다초점렌즈이식술이 압도적으로 많기 때문에 각막윤부에서 절개하고 봉합하면 난시가 발생한다. 그래서 윤부에서 떨어진 결막구석 부근에서 접근하는 방법으로 바꾸었다. 그 결과 난시도 생기지 않고, 방수가 각막윤부의 결막 봉합 부위에서 새어 나오는 일도 없어졌다. 다초점 렌즈는 난시가 시력을 떨어뜨리는 큰 원인이므로 난시가 생기지 않도록 해야 한다. 아무리 익숙한 수술이라도 끊임없이 개량을 거듭해야 한다.

수술 후에는 한동안 안압이 상당히 낮은 상태로 유지된다. 그렇지만 결막 구석 근처에서 절개를 진행했고, 절개한 결막의 아랫부분은 두꺼운 테논막이 보호하고 있기 때문에 방수가 새는 일도 없어서 얼마 지나지 않아 안압은 안정화된다. 항암제 사용으로 흉터를 예방할 수 있어서 섬유주절제술의 안압 하강 효과는 오래 지속된다. 이상적인 사례에서는 평생에 걸쳐 효과를 기대할 수 있다.

☀ 여과수술 후 예상치 못한 감염증에 주의

한편 섬유주절제술과 같은 여과수술은 눈 안에서 결막으로 방수가 새어 나오기 때문에 반대로 바깥에서 세균 등이 침투할 위험이 있다.

실제로 있었던 이야기이다. 여중생 환자가 심각한 상태로 후 카사쿠안과에 찾아왔다. 다른 병원에서는 점안액 처방만 받았는데, 안압이 50mmHg로 매우 높았고 금방이라도 실명할 듯한 상태였다. 긴급 수술로 섬유주절제술을 진행했다. 다행히 안압은 10mmHg 정도로 떨어졌고, 안정화되어 실명을 면할 수 있었다.

경과를 지켜보던 중 환자는 고등학교 2학년이 되었고, 수학여행으로 중국 베이징에 가는데 참가해도 되느냐고 문의를 했다. 나는 베이징에서 학술 강연을 한 적이 있어서 그곳의 심각한 대기오염 상태를 알고 있었고, 감염병을 우려하여 참가를 만류했다. 그런데 본인이 꼭 가고 싶다며 간청했다. 어쩔 수 없이 귀국 후에 바로 진찰을 받으러 오는 조건으로 허락했다.

그런데 아니나 다를까 베이징에 체류하면서 시력이 나빠졌다며 귀국 후 찾아왔다. 눈은 우려했던 대기오염으로 감염증이 생겼고, 눈 속에 고름이 고여서 보이지 않는 상태였다. 그래서 긴급으로 유리체절제술을 진행했다. 고름과 안구 내 염증 물질을 제거하고 항생 물질을 투여하여 눈을 구할 수 있었다. 그 후 시력

1.0을 회복하여 놀란 가슴을 쓸어내린 적이 있다.

이는 극단적인 사례이지만, 여과수술 후에는 청결하지 않은 환경을 멀리해야 하고 눈을 씻거나 해서는 안 된다. 현재 30대가 된 환자의 눈 상태는 양호하다. 안압도 안정되었고 시력도 유지되는 등 건강하게 생활하고 있다. 환자의 눈 상태에 따라 수술할 때 의사의 적절한 조절이 필요하고, 수술 후의 경과 치료도 중요하다.

망막박리 최첨단 치료법

☀ 갑자기 보이지 않더라도 당황하지 말기를!

망막박리는 눈에 무언가가 맞거나 넘어지면서 어딘가에 부딪히는 등 생각보다 흔한 사고로 발생한다. 사고로 인한 망막박리는 어린이나 젊은 사람에게 많지만, 최근 노년층의 신체 활동도 활발해지면서 사고도 늘어 젊은 사람에게 한정된 문제만이 아니다.

망막박리는 운동 할 때나 아토피로 눈을 비빌 때처럼 외상으로 생기기도 하지만, 대표적인 발생 원인은 당뇨망막병증에 따른 출혈이나 염증이다. 앞에서 설명한 바와 같이 눈은 노출된 장기이기 때문에 외상에 약할 뿐만 아니라, 염증으로 인해 막이 팽팽해지고 당겨지면서 박리가 일어나기도 한다. 그리고 그대로 방치하면 세포가 죽어 실명하게 된다. 요컨대 매우 심각한 질환이다.

하지만 망막박리가 일어나고 1개월 이내라면 근대적인 유리체절제술로 치료할 수 있다. 앞이 보이지 않는다고 급한 마음에 가까운 병원에서 공막죔밀착술이나 구식 유리체절제술을 받게 되면 오히려 상황을 악화시킬 수도 있다. 공막죔밀착술이란 실리콘 밴드로 눈의 중앙 적도 부위를 조이는 방법인데, 망막에 붙은 유리체 섬유가 남아 있어서 수술 후에 심한 운동을 하면 유리체 섬유가 움직이면서 망막재박리가 일어날 우려가 있다. 또한 실리콘 밴드를 이식하기 위해 결막 둘레를 전부 절제하기 때문에 나중에 녹내장이 발생해도 녹내장 여과수술을 할 수 없게 된다.

대학병원 등 연수가 목적인 병원에서 공막죔밀착술을 받기보다 아무것도 하지 않고 방치하는 편이 나을 수도 있다. 치료가 늦어지더라도 실력자가 근대적 유리체절제술로 치료할 수 있는 경우가 많기 때문이다. 부디 당황하지 말고 충분히 알아본 뒤 망막박리 수술 경험이 풍부한 안과 의사를 찾아 진찰받도록 하자.

☀ 망막의 구조는 이렇다

망막은 10층의 구조로 되어 있다. 가장 안쪽 층을 망막색소상피층이라고 하고, 그 위의 9개 층을 신경 망막이라고 부른다. 망막색소상피층은 외부에서 들어온 빛을 반사한다. 그리고 바로 위의 망막 시각세포가 그 빛에 반응하여 전기신호를 보내는 빛수용부이다. 세포층의 표면이 전기신호를 전달하는 전달계 세포층으로 시신경에 연결되어 있어 뇌 내의 가쪽무릎체로 전달되고, 다시 후뇌에 전기신호를 보내면 이를 전뇌가 해석하여 사물이 보이는 원리이다.

망막이 정상인지 아닌지는 한쪽 눈을 가리고 보면 확인할 수 있다. 양쪽 눈으로 보면 한쪽 눈에 생긴 이상을 알아차리기 어렵다. **한쪽 눈의 망막에 구멍이 생기면 구멍을 통해 색소세포가 빠져나와 부유물이 떠다니는 날파리증이 심해진다.**

나아가 망막박리가 생기면 박리된 부분의 반대쪽 시야에 검은 커튼이 드리워진 것처럼 보이지 않는 부분이 생긴다. 수정체는 양면 볼록 렌즈라서 망막에 비치는 상은 좌우상하가 반전되기 때문이다.

망막색소상피층과 신경 망막은 유착이 약해서 분리되기 쉽다. 망막박리란 이 망막색소상피층과 신경 망막 사이가 분리된 상태라고 이해하면 된다. 떨어지면서 생기는 구멍을 통해서 신경 망막 아래로 눈 방수가 스며들어 열공망막박리가 일어난다.

외상에 따른 망막박리는 망막의 가장자리 끝인 톱니둘레가

망막박리는 이런 현상

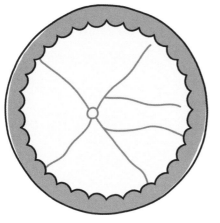

망막의 맨 가장자리는 톱니 모양을 하고 있어서 '톱니둘레'라고 한다.

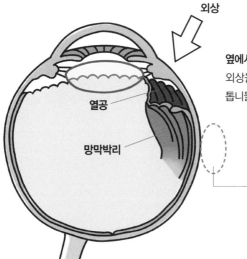

외상

옆에서 본 그림
외상을 입으면 이 끝의 망막 톱니둘레가 찢어지기 쉽다!

열공

망막박리

공막죔밀착술은 실리콘 밴드를 눈의 중앙 적도 부분에서 조이는 방법이다. 톱니둘레에 생기기 쉬운 열공을 밀착시킬 수 없다.

파열되는 경우가 많다. 이 부분은 얇아서 힘을 가하면 찢어지기 쉽기 때문이다.

하지만 일본의 수많은 병원에서 아직도 실리콘 밴드를 감는 공막죔밀착술을 진행하고 있다. 이는 실리콘으로 안구의 중앙 적도 부분을 조이는 방법이기 때문에 망막의 끝인 톱니둘레의 열공을 밀착시킬 수 없다. 공막죔밀착술은 이제 선진국에서는 거의 행하지 않는 방법이다.

외상에 따른 망막박리는 근대적인 소절개 유리체절제술로 완치할 수 있다.

☀ 망막박리를 치료하는 근대적 유리체절제술

이 수술법은 간단한 이론에 기초한다. 망막박리의 원인인 망막을 잡아당기는 유리체 섬유를 거의 완벽하게 제거하여 망막을 잡아당기지 못하게 하는 수술이다.

박리된 망막 아래에는 액상 성분이 있다. 근대적 유리체절제술은 안구 내에서만 수술 조작을 하여 망막박리를 일으킨 망막 열공을 통해 망막 아래에 있는 액체를 흡인기로 뽑아낸다. 불필요한 상처를 안구 벽에 만들지 않을 뿐만 아니라 망막 아래의 액상 성분을 수술현미경으로 직접 보면서 흡인할 수 있다. 수술 성공

률은 비약적으로 높아졌고, 환자의 일상 복귀도 빨라졌으며 수술 후 시력도 양호하다.

박리된 망막 아래의 액체를 흡인할 때는 안구 내에 삽입한 공기의 힘으로 망막을 밀어 올리고, 망막열공에 댄 작은 관을 통해 액체를 제거한다. 떨어진 신경 망막은 공기의 힘으로 망막색소상피층에 붙게 된다. 수술 중에 망막은 원래 위치로 돌아간다.

망막을 밀어 올리는 공기가 빠져 버리면 다시 열공을 통해 액체 성분이 망막 아래로 유입된다. 복원된 상태를 유지하기 위해서 열공이 벌어지지 않도록 주위에 레이저를 쏘아 열로 응고시킨다. 광범위하게 박리된 망막도 황반부를 제외하고는 레이저를 이용하여 다시 떨어지지 않도록 만든다. 망막박리가 치료되면 레이저 자국(열응고자국)은 에너지가 너무 센 경우를 제외하고는 시간이 지나 망막이 재생되면서 대부분 사라진다.

한편, 공기는 액체보다 가벼워서 위로 떠오른다. 수술 후에 가스를 주입하기도 하는데 같은 원리이다. 따라서 망막을 밀어 올리기 위해서는 눈을 아래쪽으로 향하고 있어야 한다. 그렇지 않으면 위로 떠오르는 공기나 가스의 힘으로 압박할 수 없게 된다. 그래서 망막박리 수술을 한 환자에게 침대에서 엎드린 자세를 취하게 하는 것이다.

☀ 망막박리 수술 후에 반드시 해야 할 일

망막박리 수술 직후에는 망막이 안정적으로 복원되도록 공기나 가스를 주입하고 기체가 사라질 때까지 밤낮으로 엎드린 자세를 취해야 한다. 이는 예후를 좌우하는 중요한 과정이다. 예후가 좋아지려면 수술 후 관리법에 대해 설명을 잘 듣고 병원 의료진의 지시에 따라야 한다.

만약 엎드려 있을 수 없는 상황이라면 실리콘 오일을 주입하는 방법도 있다. 실리콘은 흡수되지 않아서 실리콘 오일의 부피로 망막을 밀어 올릴 수 있기 때문이다. 중증 증식성 당뇨망막병증에 따른 망막박리나 반년 이상 방치된 망막박리로 증식막이 생긴 경우에는 실리콘 오일로 압박하는 방법도 자주 쓴다. 하지만 실리콘 오일은 흡수되지 않기 때문에 치료가 끝나고 수개월 후에는 빼내는 수술이 필요하다. 단순한 망막박리일 때는 공기나 가스를 주입하고 충분히 엎드려 지내는 방법을 추천한다.

박리 후 1개월 이내라면 30분 정도의 수술로 완치가 가능하고 시력도 양호해진다. 그렇지만 다른 병원에서 이미 수술 등을 한 경우에는 수술에 시간이 걸리고 시력 면에서도 좋은 결과가 나오기 어렵다. 반드시 처음부터 완전하고 올바른 수술을 받도록 하자.

☀ 조기 발견이 중요! 망막박리를 빨리 알아채야 한다

대부분 남성에게 많지만, 망막박리가 된 사실을 인지하지 못하고 반년 이상 방치하는 사람들이 상당수 있다. 여성은 화장 등을 할 때 한쪽 눈을 감고 보기 때문에 눈의 변화를 알아차리기 그나마 쉬운 반면 남성은 평소 양쪽 눈으로 보기 때문에 한쪽 눈에 망막박리가 있어도 잘 인지하지 못한다. 1년 이상 방치된 망막박리로 심각한 증식막 변화가 있는 경우도 적지 않다.

환자에게 물어보면 뭔가 이상하다고 느끼기는 했지만, 두 눈으로 볼 때는 몰랐다고 대답한다. 이처럼 망막박리가 오래되면 망막 전체에 증식막이 형성된다. 특히 증식유리체망막병증이 있으면 망막이 들떠서 단순한 망막 복원술로는 붙지 않는다. 그래서 망막에 작은 구멍을 내어 망막 아래의 증식막을 밖으로 꺼내서 제거해야 한다.

그래도 될 수 있는 한 빨리 깨닫고 어려운 상태가 되기 전에 와 주었으면 한다. 이것이 무엇보다 환자 자신을 위한 길이다. 102쪽에 소개한 양안 시야 검사를 평소 습관화하여 조기에 발견할 수 있도록 해야 한다.

망막색소변성증 최첨단 치료법

☀ 치료법이 없다는 말은 잘못! 조기 발견·조기 치료를

망막에 있는 시각세포(원뿔세포와 막대세포)에 이상이 생기는 질환이 망막색소변성증이다. 일본에서 실명 원인 3위인 질환이다. 화가 드가의 화풍이 바뀐 이유도 이 질환 때문이다.

어두운 장소에서 사물이 잘 보이지 않거나 어둠에 눈이 익숙해지는 데 시간이 걸리는 증상으로 시작하여 시야 중간에 도넛 모양의 시야 결손이 생기면서 보이지 않는 부분이 서서히 넓어진다. 심각한 문제는 일본에서는 치료법이 없다고 알려져 환자가 치료의 대상조차 되지 못하고 실명한다는 점이다.

의료인으로서 해서는 안 되는 행동이다. 설사 불충분한 치료법이라 해도 의료에 종사하는 사람은 '치료법이 없다'는 등 환자에게 희망을 잃게 하는 말을 해서는 안 된다.

초기에서 중기 사이의 망막색소변성증(Retinitis Pigmentosa: RP)은 치료가 가능하다.실제로 망막색소변성증에는 다양한 치료법이 있다. 일본의 안과 의사는 세계로 더 눈을 돌려서 공부해야한다. 해외에서는 인공망막 이식수술이나 유전자 치료 등도 실용화되어 있다.

☀ 차광안경은 필수, 한약도 시도해 보자

영어의 Retinitis란 '망막염'이라는 뜻이고, Pigmentosa는 '색소성의'라는 뜻이다. 올바르게 번역하면 '색소성 망막염'이 된다. 일본에서 사용되는 병명 망막색소변성증은 엄밀히는 오역이다. 이 질환은 녹내장 합병증을 일으키기 쉽고, 증상도 녹내장과 겹쳐서 중증 녹내장으로 오진될 수 있기 때문에 망막색소변성을 치료한 실적이 있는 안과에서 진찰받아야 한다.

먼저 증상을 악화하는 원인인 빛 공해로부터 눈을 보호하는 차광안경이 치료에 필수다. 또한 서양 의학으로는 치료가 어려워도 한약 중에 효과가 있는 약이 있다. 한방의 시호와 구어혈제를 투여한다. 시호는 염증을 가라

앉히고 구어혈제는 막힌 혈류를 개선한다.

　　망막색소변성은 망막염과 유리체 혼탁뿐만 아니라 혈관염이 발생하여 혈류가 나빠지고 세포 장애가 진행된다. 한방 치료는 수십 년의 역사가 있고, 발병 초기에는 상당히 효과적이며 완치되는 사람도 있다. 중기 이후에는 진행을 늦추는 효과가 있다. 구체적인 처방은 소시호탕과 계지복령환을 병용하여 내복한다.

☀ 혈액 순환을 개선하는 보충제도
　망막색소변성에 효과가 있다

　　또한 망막염에 걸리면 눈 속의 섬유인 유리체 섬유가 혼탁해지는 증상이 생기는데 이는 수술로 고칠 수 있다. 더 중요한 문제는 망막염이 혈관염을 일으켜 혈류가 나빠지는 것이다. 눈 속의 망막을 진찰하면 쉽게 확인할 수 있는데, 혈관이 가늘어지고 혈류가 중단되기에 방치하면 시각세포가 죽게 된다. 이를 예방하는 데는 혈액 순환을 개선하는 보충제가 효과적이다.

　　니아신(비타민 B3)과 요소회로의 산물인 L-아르기닌, L-시트룰린을 섭취하면 일산화질소가 발생하여 혈관이 부드러워지면서 혈류가 증가하고 눈 상태도 개선된다.

　　망막색소변성은 염증으로 인해 망막 황반부에 증식막인 황반전막이 생긴다. 이는 수술로만 고칠 수 있고 황반부의 유리체절제술로 치료한다.

그런데 전반적으로 눈의 세포 노화 현상이 빨라지면서 젊은 나이에도 백내장이 생기고 있다. 이때의 백내장 수술에는 젊은 환자가 많은 이유도 있어서 다초점 렌즈 중에서도 최신형 절삭 가공법으로 제작한 확장 초점의 발전형 렌즈를 추천한다. 거의 모든 거리를 나안으로 볼 수 있다. 이 수술을 하면 시력이 향상되지만, 수술 시간이 짧아야 한다는 것은 주의할 점이다. 수술 시간이 길어지면 수술 현미경의 강한 빛 때문에 망막의 시각세포에 빛 장애가 생기기 때문이다.

백내장이나 망막 황반전막 수술을 각각 최소 수만 건 이상 실시한 경험이 있고, 수술 시간을 최대한 짧게 할 수 있는 실력이 있는 안과 의사에게 수술받는 것이 중요하다.

또한 안내렌즈는 최신 타입을 선택하는 편이 좋다. 망막에 손상을 주는 빛인 자외선 차단은 물론이고, 단파장의 가시광선을 흡수하여 망막을 지키는 렌즈여야 한다. 이는 모든 백내장 수술에 필요하지만, 특히 빛에 취약한 망막색소변성에서는 필수다.

망막색소변성증 환자는 시야가 매우 좁아서 수술 후에 시야를 위아래로 보는 원근 겸용 안경을 써도 시야 결손 때문에 잘 보이지 않는다. 하지만 다초점 렌즈는 시야가 좁아도 잘 보인다. 이때도 동일한 축에서 모든 거리의 초점이 맞는 최신형 다초점 안내렌즈를 이식하면 나안으로도 잘 볼 수 있다. 환자 여러분은 결코 희망을 잃지 말고 시기를 놓치기 전에 적절한 치료를 시작해야 한다. 시력이 향상되거나 진행을 억제할 수 있다. 조기 발견과 조기 치료가 중요하다.

망막색소변성은 서서히 진행되지만 말기가 되면 시각세포가 거의 소실되어 치료를 통한 시력 향상을 기대하기 어렵다. 초기에 치료 효과가 크다. 빠르면 빠를수록 좋고, 가족 중에 같은 질환이 있다면 증상이 없더라도 1년에 한 번은 검사를 받고, 발병하면 바로 치료를 시작해야 한다. 속도감이 중요하다. 일반적으로는 10대 때부터 발병하는 경우가 가장 많다. 가족들도 주의를 기울여야 한다.

또한 최근에는 보통염색체 열성 유전자인 RPE65 유전자 치료가 서구에 이어 일본에서도 '럭스타나'라는 이름으로 인가되었다. 이는 변이 유전자가 있는 망막 세포에 건강한 형태의 유전자를 바이러스로 보충하는 치료이다. 망막 아래에 바이러스 벡터 게놈을 주사한다.

하지만 미국 FDA(식품의약국)에서 인가를 받아 치료한 결과, 이미 손상된 시각세포에 축적된 장애는 회복되지 않았다. 원뿔세포의 손상 진행은 다소 억제되었지만 효과는 매우 제한적이었다.

또 다른 문제는 약값이 한쪽 당 약 4억 5000만 원(양쪽에 약 9억 원)으로 매우 고가라는 점이다. 이런 고가의 약을 사용하여 제한된 효과를 보는 방법을 시도하기보다 내가 제시한 기존 치료법이 환자의 눈도 지킬 수 있고 시력도 향상된다.

노화만이 문제가 아니다!
노인성황반변성

☀ 시야 중심이 빛 공해로 손상되는 질환

황반은 시각 기능의 중심인 망막의 중심부(중심오목)를 포함하는 글자 그대로 황색 부분이다. 노인성황반변성이란 이 황반부에 변성이 생기는 질환이다. 지름이 불과 6mm 정도이지만 이 부분이 시력의 핵심이라고 해도 과언이 아닐 만큼 중요한 조직이다. 따라서 정확한 이해가 필요하다.

이 질환은 미국 등지에서는 실명 원인 1위이다. 미국에는 환자 수는 1,400만 명이라는 데이터가 있지만, 일본에는 이 질환을 올바로 진단할 수 있는 안과 의사가 적기도 해서 신뢰할 만한 통계는 아직 없다. 앞에서도 설명한 바와 같이 일본의 실명 원인 질환의 순위는 장애인등록증의 발행 부수를 통해 추정한 숫자라서 정확한 환자 수라고는 보기 어렵다.

현재 일본인과 미국인의 생활 습관에 큰 차이가 없다는 전제하에 미국의 유병률을 통해 인구 비율로 추계하면 일본에도 약 500만 명의 환자가 존재한다는 계산이 가능하다. 그렇지만 치료를 받는 환자 수는 압도적으로 적을 것이다. 향후 환자의 폭발적인 증가와 저연령화를 우려되는 이유다. 조기에 발견하면 치료할 수 있는 질환이므로 정확한 지식의 보급이 시급하다.

그리고 노인성황반변성뿐만 아니라 노화나 일부 질환은 생활 습관이 개선되지 않으면 저연령화 일로를 걷게 될 것이다. 질병의 원인이 되는 생활 습관 중에는 현대 생활에서 빼놓을 수도 없고, 또 피할 수 없는 것들이 포함된다. 앞서 이야기한 블루라이트를 발산하는 기기류의 사용 등이 그것이다(83쪽).

☀ 세계 안과 의학 선진국과
일본의 진단 기준 및 치료의 차이

앞서 노인성황반변성은 향후 환자의 폭발적인 증가가 우려된다고 언급했다. 국제적인 진단 기준이 있는데도 일본은 독자적인 진단 기준을 만들어 우왕좌왕하고 있고, 정확한 진단이 가능한 안과 의사도 적다는 사실도 이미 밝혔다.

일본의 진단 기준은 신생 혈관이 있는 습성(삼출형)과 이미 말라서 변성된 건성(위축형)을 노인성황반변성으로 본다. 일본은 독자적인 기준에 따라 신생 혈관을 진단 기준으로 하기 때문에 노인성황반변성이라고 하면 제일 먼저 신생 혈관을 찾게 되고 그 결과 습성이 된다. 국제적인 기준에서 진단할 수 있는 안과 의사가 보면 일본도 다른 나라와 다르지 않다. 세계적으로 습성 노인성황반변성은 불과 몇 퍼센트에 지나지 않는다고 알려져 있다.

물론 눈의 구조는 전 세계인이 거의 비슷하다. 국제적인 초기 노인성황반변성의 진단 기준에서는 '드루젠'이라는 노폐물이 망막에 침착되었는지를 본다. 그런데 일본에서는 드루젠이 확인되어도 노인성황반변성의 전 단계로 보아서 노인성황반변성이라고 진단하지 않는다. 즉, 초기 노인성황반변성을 놓치고 있는 것이다.

노인성황반변성은 '노인'이라는 말이 들어가 있지만 빛 속의 전자파가 주된 원인이기 때문에 조기에 발견하고 치료하여 망막을 빛 공해로부터 보호하는 것이 중요하다. 초기 단계를 놓치면 피해가 크다. 이 질환은 방치하면 실명에 이른다.

거듭 말하지만, 현재 파악된 환자보다 훨씬 더 많은 노인성황반변성 유병자가 일본에 있을 것이다.

☀️ 세계 표준이 된 치료법

노인성황반변성의 신생 혈관이나 망막에 생기는 부종은 체내 VEGF(Vascular Endothelial Growth Factor, 혈관 내피세포 증식인자, 혈관신생을 촉진하는 단백질)가 원인이다. **치료법은 억제제인 '항 VEGF 항체' 주사를 안내 유리체에 놓는 방법이다.**

이 주사는 특히 초기 증상에 효과적이다. 구체적으로는 아바스틴, 아일리아, 바비스모라는 약을 유리체에 주사한다. 눈 속에 염증이 생겨 중기로 진행되면 대부분 황반전막이 생기면서 시력이 떨어지고 시야가 왜곡된다. 황반전막은 그 원인이 무엇이든 염증이 있을 때 발현되는 망막 위의 증식막이다. 이 막은 시간이 지날수록 두꺼워지는데, 수축하면 신경 망막에 주름이 생기면서 사물이 왜곡되어 보인다. 더 진행하면 황반원공이라는 구멍이 생기기도 한다. 황반전막 제거에 약은 효과가 없고, 유리체 수술을 통해 작은 핀셋으로 황반전막을 집어서 박리하는 제거술을 한다.

또한 황반전막은 망막 황반부에 망막부종이 생길 때가 많다. 항 VEGF 항체의 유리체 내 주사만으로 효과가 없을 때는 황반전막을 제거하는 유리체 황반 수술이 효과적이다. 나아가 황반 망막의 바깥쪽에 있는 내경계막이라는 딱딱한 막을 박리하여 제거하는 방법도 시야 왜곡이나 망막부종을 개선하는 데 효과적이다.

노인성황반변성에는 항 VEGF 항체의 유리체 주사만이 있다고 여기기 쉽지만 이는 잘못된 생각이다. 황반전막이나 부종이 있으면 그에 맞는 수술이 필요하다. 시력을 유지하고 향상하려면 너무 방치하지 말아야 한다. 수술 시기를 놓치면 시력을 회복할 수 없게 된다.

　　선진국의 실명 원인 1위인 노인성황반변성에 대해 더 많은 관심을 가져야 한다. 독자적인 기준을 만드는 등 세계적인 관점에서 이해되지 않는 일이 벌어지고 있다는 말은 일본의 안과 의사 대부분이 이 질환의 본질을 이해하지 못하고 있다는 뜻이다. 다시 말해, 정확한 진단도 받아보지 못하고 시력이 저하될 수 있으므로 여러분 스스로 올바른 정보를 수집하는 것도 중요하다.

당뇨망막병증 최첨단 치료법

☀ 빠른 수술로 치료할 수 있다! 당질제한식도 도입

일본의 실명 원인 2위는 바로 당뇨망막병증이다. 최근 통계에 따르면 증상이 가벼운 사람을 포함하면 일본의 총인구 1억 2,000만 명 중 6분의 1에 해당하는 2,000만 명이 당뇨병이라고 한다. 풍요로운 시대에 당뇨병 환자의 수는 특히 증가했다. 따라서 현대병이며 국민병이라고 부를 만하다.

당뇨병은 유전적인 소인이 관여한다. 이 유전에 더해 과도한 당질 섭취에 따른 당화가 당뇨병의 원인이다. 한마디로 밥이나 빵, 면을 너무 많이 먹는다는 뜻이다. 또한 옥수수로 만든 감미료인

이성화당이나 포도당 액상과당 등도 수많은 단 음료와 음식에 포함되어 있다. 인공적으로 만든 과당이기 때문에 설탕보다 훨씬 혈당을 올리기 쉽고 당뇨병이 악화한다. 어려서부터 이성화당이라는 감미료에 익숙해지면 의존성이 생겨서 나쁜 식습관에서 벗어날 수 없게 되고 일찍부터 당뇨병에 걸린다.

이러한 당질을 과도하게 섭취하면 단백질이 열화하여 최종당화산물(AGEs)이 된다. 최종당화산물(AGEs)이 수많은 노화 현상이나 질병의 원인이라는 사실은 앞에서도 지적했다. 당뇨병의 진단 기준인 헤모글로빈 A1C는 적혈구 단백질인 헤모글로빈이 당화한 것으로 최종당화산물(AGEs)로 변하기 전의 모습이다.

최종당화산물(AGEs)이 눈의 수정체에 쌓이면 백탁을 일으키는 원인이 되고, 백내장을 초래한다. 피부에 축적되면 기미가 생기거나 탄력이 떨어지고, 혈관에 축적되면 동맥경화, 뇌경색, 심근경색 등이 발생한다. 또 이것이 뇌에 쌓이면 알츠하이머병이 된다. 비싸기만 하고 효과도 별로 없는 알츠하이머 약 레카네맙을 먹기보다 이 최종당화산물(AGEs)을 막는 것이 알츠하이머병 예방에 더 효과가 있다.

당뇨병이 있는 사람은 고혈당이 지속되기 때문에 끊임없이 당화가 이루어지고 있으며, 그 결과 최종당화산물(AGEs)이 대량으로 축적된다. 당뇨병 환자는 당화로 인해 백내장에 걸리기 쉽고, 혈관계 폐색이나 출혈이 생기기도 쉽다. 바로 당뇨망막병증의 증상이다.

당뇨병이라는 이름의 유래인 소변에 당이 나오는 현상은 심각한 문제는 아니다. 당뇨병은 '혈관병'이다. 고혈당 상태에서 인슐린 제제를 투여하여 갑자기 혈당을 떨어뜨리면 혈당의 급격한 변화로 혈관이 막히기도 하고 터져서 출혈을 일으키기도 한다.

눈 안에서 출혈이 생기면 염증 반응이 일어나면서 증식막이 형성된다. 증식막이 수축하면 망막이 찢기는 망막박리가 일어나고 실명으로 이어진다. 증식막으로 망막박리가 일어났는데 오랫동안 방치하면 신생 혈관이나 망막하 증식막 등이 생겨서 유리체절제술로 망막박리 치료를 하기 어려워진다.

게다가 신생혈관녹내장 등 중증 녹내장 합병증이 동시에 발생하는 사례도 많다. 신생혈관녹내장이란 당뇨병으로 인해 신생 혈관이 눈 방수의 유출로인 전방각·섬유주 부분에 자라서 막을 형성하여 안압을 올리는 중증의 난치성 녹내장이다. 이처럼 강한 증식막이나 신생 혈관이 생긴 망막박리는 특히 치료가 어렵다.

그렇지만 당뇨병에 관련된 눈 질환은 조기에 발견하면 치료할 수 있다. 눈 질환의 치료 원칙인 조기 발견·조기 치료가 중요하다. **가장 중요한 치료법은 식사할 때 당질을 지나치게 섭취하지 않는 것이다.** 당질이 많은 주식을 삼가는 당질제한식이 당뇨병을 예방하고 당뇨병 환자를 치료하는 효과적인 방법이다. 포도당의 10배 이상의 속도로 당화가 진행되는 과당 섭취도 금물이다. 식품은 영양성분

표시를 확인하여 선택하고, 특히 인공적으로 만든 과당인 이성화당이나 액상과당, 과당 포도당 시럽이라고 표기된 음식은 섭취하지 않는 것이 좋다.

또한 고온에서 갈색으로 굽는 조리법은 최종당화산물(AGEs)을 증가시킨다. 찌거나 삶는 조리법을 주로 사용하고, 가열할 때도 저온 조리 기구를 이용하도록 한다.

👁️ 안저검사에서 자주 발견되는 당뇨병

눈의 이상을 호소하며 병원에 찾아온 환자의 안저검사를 하다가 당뇨망막병증을 발견할 때가 종종 있다. 즉, 환자가 자각하지 못한 당뇨병을 발견하는 것이다.

사람의 몸에서 직접 혈관을 관찰할 수 있는 부위는 안저의 망막뿐이다. 다른 어떤 진료과에서도 혈관을 직접 진찰하지 않지만, 우리 안과 의사는 날마다 환자의 눈 속을 들여다보며 혈관을 관찰한다. 안과의 최고봉인 쌍안 수술현미경으로 보면 20배나 확대된 선명한 형태로 혈관을 볼 수 있다.

혈관을 직접 보면 혈관 벽이 딱딱해졌는지 약해졌는지도 알 수 있다. 적혈구도 잘 보여서 혈류에 이상이 있으면 흐름을 직접 눈으로 보면서 확인할 수 있다. 눈 속의 혈관을 보면 환자의 전신

혈관 상태도 적잖이 짐작할 수 있다.

☀️👁 당뇨병은 약이 아닌 '음식'으로 치료를

당뇨병은 자각증상이 적고, 자각증상이 있다고 해도 생활에 묻히는 경우가 많은 질환이다. '목이 마르다' '나른하다' '화장실 가는 횟수가 잦다' 등이 대표적인 자각증상이지만 계절이나 나이 탓으로 돌리는 사람이 많기 때문이다.

그래서 중증 당뇨병을 안과에서 발견하는 경우가 드물지 않다. 예전에는 이런 환자의 눈을 치료하면서 내과 진찰을 받으라고 권했으나 문제가 많아서 지금은 권하지 않는다. 왜냐하면 내과 의사가 당뇨병이라고 진단하면 혈당치만 보고 혈당을 낮추는 치료만 열심히 하기 때문이다. 하지만 혈관이 막히거나 찢어지는 현상은 혈당이 상승할 때만 생기는 것이 아니라 약물 치료로 급격히 떨어질 때도 마찬가지로 일어난다. 그래서 내과 치료가 시작되면 조기에 눈 증상이 악화하는 환자가 많았다.

안과 의사인 나는 혈관을 통해 눈 질환과 당뇨병을 진찰하기 때문에 눈과 전신의 혈관 조직을 지키고자 한다. 내과 의사는 혈당치 데이터만 볼 뿐 혈관은 진찰하지 않는다. '혈당치는 되도록 상하 변동 폭을 적게 하고, 천천히 개선해 달라'고 부탁해도 들어

주지 않아서 망막병증이 악화하는 사례가 증가했다. 이는 눈에만 국한되는 문제가 아니다. 눈에 있는 혈관이 찢어지거나 터진다는 말은 예를 들어 신장 혈관 같은 다른 혈관에도 동일한 현상이 일어나고 있을 가능성이 있다는 뜻이다.

신장의 랑게르한스섬이라는 조직에 있는 혈관은 망막의 가느다란 혈관과 매우 유사하다. 파열되어 신부전을 일으키면 평생을 투석해야 한다. 유감스럽게도 일본 내과의 당뇨병 치료에서 투석 환자가 해마다 증가하고 있다. 합병증이 증가한다는 것은 당뇨병의 내과 치료가 순조롭지 않다는 의미이다. 현재 내과에서 지도하는 것처럼 총칼로리의 40%나 탄수화물을 섭취하고, 높아진 혈당치를 약으로 낮추려는 치료법은 당뇨망막병증이나 신장병을 악화시키는 사람만 늘릴 뿐이다.

투석을 시작하면 환자의 일상생활이 완전히 달라지고, 눈뿐만 아니라 전신의 대사 이상으로 이어져 수명이 줄어들 위험도 있다. 당질을 삼가고 혈당치의 변동을 적게 하는 치료법으로 눈이나 전신의 조직을 보호하면서 당뇨병의 악화를 막는 당질제한식을 권장하는 까닭이다. 처음에는 어렵기 때문에 주식인 밥이나 면, 빵의 섭취를 전면 중단한다.

혈당 조절을 강화하려면 당질제한식에 더해 혈당치가 높을 때만 혈당 흡수를 억제하는 GLP-1을 피하 주사하거나 약도 인슐린

작용성이 아닌 메트포르민이 효과적이라고 생각한다.

　수많은 중증 당뇨병 환자가 안과로 찾아온다. 그래서 환자들에게 당뇨병의 올바른 내과적 치료에 대해서도 시간을 들여 설명하고 있다. 당질제한식으로 혈당의 변동이 적어져 혈당이 안정되면 혈당을 급격히 낮추는 약에서 졸업할 수 있다. 동시에 부담이 적은 수술을 통해 망막증을 치료하여 시력 회복을 도모한다. 이것이 당뇨망막병증의 기본 치료법이다. 이 방법으로 지금까지 많은 당뇨병 환자를 도울 수 있었다. 2013년부터는 미국 안과학회에서도 이 당질제한식을 권장하고 있다. 일본에서도 혈당치의 높낮이 문제를 '혈당 스파이크'라고 부르면서 그 메커니즘을 중시하는 당뇨병 치료 전문의가 등장하고 있다.

　다만 아직은 당뇨병의 표준 치료는 약물치료로 당질제한식 등의 생활 개선이 아니다. 당뇨병은 생활습관병의 하나인데 어째서 근본 원인인 생활 습관을 바로잡는 치료나 의식 개선이 아니라 문란한 생활 습관이 초래한 혈당 조절 불량만을 치료 대상으로 하는 것일까. 비합리적일 뿐만 아니라 본말이 전도되었다. 누구를 위한, 무엇을 위한 의료인가. 병을 악화시키고 약을 처방하여 더 악화시키는 방법과 식생활을 개선하여 투약 치료가 필요 없게 하는 방법. 어느 쪽이 옳을까. 아울러 질병의 판단 기준인 혈당의 기준치나 진료 지침 등은 과연 과학적으로 신뢰할 수 있을까. 일본의 의료 현장에는 여러 명확하지 않은 문제들이 있다.

이 밖에도 고콜레스테롤 치료라고 불리는 스타틴 제제의 남용도 중단해야 한다. 콜레스테롤을 과도하게 낮추면 혈관계 장애나 신장 장애, 간 장애, 호르몬 불안정이나 횡문근융해 등 건강상에 피해가 생길 수 있다. 이 역시 식사나 운동을 통한 생활 습관 개선으로 조절하는 것이 바람직하다.

일상적인 눈 질환,
이렇게 대처하자

☀ 일본의 실명 원인 5위 맥락망막위축

앞서 근시에 관해 설명한 부분에서 성인이 되어서도 근시가 진행되는 과다근시는 '질환'으로 보아야 한다고 지적했다. 과다근시가 되면 다양한 질병의 위험이 커진다. 눈이 길어지면서 시신경을 압박하여 녹내장이 생긴다. 또 망막이 늘어나 얇아지면서 망막 주변부가 찢어지거나 중심부에 구멍이 생기는 망막박리도 증가한다.

나아가 이 과다근시가 원인이 되어 중심시의 시력 저하를 초래하는 질환이 지금부터 설명하려는 맥락망막위축이다. 일본 실명 원인 제5위인 질환이다. 과다근시로 눈이 길어지면서 망막 전체가 당

겨지고 얇아져서 망막 기능을 상실한 상태인 근시성 맥락망막위축에 이르게
된다. 국제안과학회에서는 과다근시라는 질환을 중요하게 보고 있
으며, 이를 해결하는 방법과 합병증 치료에 관해 많은 토론을 진
행하고 있다. 예방법에 대해서는 61쪽을 참고 바란다.

과다근시 때문에 콘택트렌즈를 하루 종일 착용하는 사람들이
많다. 이는 각막 내피세포의 훼손을 유발한다. 콘택트렌즈의 최장
착용 시간은 8시간이다. 50세가 넘으면 콘택트렌즈를 착용해서는
안 된다. 그보다 수술로 치료하는 것이 더욱 도움이 된다. 다초점
렌즈로 근시나 난시, 노안을 치료하면 나안으로 모든 것을 볼 수
있다. 맥락망막위축을 예방하려면 안압을 최대한 낮추어야 하며
점안액이 유용하다.

이 질환은 근시가 주된 원인이지만 이 밖에도 염증이나 유전,
영양, 독극물 등에 의해서도 생긴다. 초기 단계에서 빛에 대한 감
수성이 떨어져 어두우면 보이지 않게 된다. 염증을 억제하거나 영
양을 개선하는 등 조기에 대증 요법을 실시할 필요가 있다.

☀ 안구가 건조한 건 수분이 부족해서만은 아니다

안구 건조는 말 그대로 눈이 건조하다는 말이지만 꼭 수분이
부족한 것만이 원인은 아니다. 사실 위아래 눈꺼풀 안쪽에 있는 눈꺼풀

판샘의 피지분비가 부족해서 생기는 경우가 85%에 달할 정도로 더 흔하다. 이 밖에 염증성(9%), 눈물 부족(6%) 순이므로 피지 부족이 압도적인 원인이라고 할 수 있다.

안과에서는 눈을 보호하는 점액소의 생산량을 늘리는 안약이나 눈의 건조를 예방하는 히알루론산 인공눈물 등을 처방한다. 다만 대부분 눈꺼풀판샘의 막힘이 원인이기 때문에 안약뿐만 아니라 따뜻한 물수건이나 눈커풀을 꼬집는 것처럼 자가 돌봄도 효과적이다(제3장 참조).

한편, 눈 화장으로 눈꺼풀판샘이 막히거나 긴 시간 콘택트렌즈를 착용하여 안구 건조가 생길 때도 많으므로 눈 화장을 자제하거나 콘택트렌즈의 사용 시간을 줄이고, 산소 부족으로 각막장애가 한층 심해지는 컬러 렌즈는 사용하지 않는 등의 주의도 필요하다.

오늘날에는 사무 업무에 컴퓨터를 사용하는 일이 많아서 오랜 시간 눈을 깜빡이지 않고 모니터를 주시하는 사람들이 많다. 즉, 눈이 건조해지기 쉬운 환경인 셈이다. 1시간에 한 번은 눈을 쉬게 해주고 눈물이 퍼지도록 의식적으로 눈을 자주 깜빡이는 편이 좋다. 제2장에서 소개한 '20-20-20' 법칙(86쪽)도 매일 실천하기를 권한다.

☀ 흔한 질환인 결막염도 가볍게 여기지 말고 진찰을!

누구나 몇 번쯤은 경험하는 가장 흔한 눈 질환이 **결막염**이다. 눈의 위화감으로 자주 호소하는 눈곱의 원인이 되므로 간단히 설명하고자 한다.

눈꺼풀 안쪽인 결막은 노출된 눈의 방호벽이다. 이물질에 닿거나 들어가기 쉬운 구조이다. 게다가 혈관이나 림프 조직이 풍부해서 염증 반응도 잘 일으킨다. 증상으로는 결막의 충혈 이외에 눈곱, 가려움, 눈물, 이물질에 의한 통증 등이 있다.

주된 원인이 알레르기성인지 바이러스성인지, 아니면 세균성인지를 구분하여 적합한 안약으로 치료를 진행한다. 성 감염증 등이 원인인 결막염에서는 각막에 균이 침투하여 중증화할 우려가 있으므로 평소와 다른 충혈 등이 있다면 안과에서 진찰받도록 한다.

☀ 생활에 지장을 주는 안검하수는 수술로 깨끗이 낫는다

이 역시 눈의 위화감으로 호소하는 사람이 많은 눈이 떠지지 않는 증상의 원인이다. **눈꺼풀이 처져서 사물이 잘 보이지 않게 되는 질환이 안검하수다.** 안검하수는 눈꺼풀이 눈동자를 가리기 때문에 특히 위쪽이 잘 보이지 않는다.

그리고 눈꺼풀이 올라가지 않으면 눈썹을 치켜올려서 눈을 뜨기 때문에 눈썹이 올라가고 나이가 들어 보인다. 그 결과 이마에 주름이 생기고, 머리에서 어깨로 이어지는 근육이 긴장하여 어깨도 결린다.

대부분 노화로 인해 후천적으로 눈꺼풀을 들어 올리는 근육이나 힘줄이 느슨해지면서 생기는 증상이다. 또는 눈꺼풀을 들어 올리는 근육의 힘줄이 콘택트렌즈의 가장자리에 쓸리면서 손상되어 생기기도 한다.

안검하수 수술 등 얼굴의 성형 수술은 세계적으로는 안과 의사가 진행한다. 일본에는 수술하는 안과 의사 자체가 적을 뿐만 아니라 성형을 담당하는 안과 의사가 극단적으로 드물어서 성형외과에서 수술받는 사람이 많다. 다만, 성형외과에서는 눈꺼풀올림근 등의 안과 수술은 할 수 없기 때문에 피부만 성형하여 눈꺼풀이 올라가지 않는 경우도 적지 않다.

안과 의사는 현미경을 통해 수술한다. 피부층을 맞추어 완벽하게 닫고, 봉합할 때도 눈으로 보이지 않을 정도로 가는 실을 이용하기 때문에 인간의 눈으로는 흉터가 보이지 않는다. 이는 육안으로 수술하는 성형외과보다 훨씬 세밀한 수술이다.

수술 후에는 시야가 전방위적으로 넓어진다. 그리고 많은 사람이 머리가 무겁거나 어깨가 결리는 증상이 사라졌다고 한다. 무

엇보다 젊어졌다며 외모에 대한 칭찬도 들을 수 있다. 안검하수는
안과 의사가 잘하는 수술이라는 점을 기억해 두기 바란다.

끝까지 읽어 준 독자들에게 감사를 전한다. 마지막으로 안과 의사이자 화가로서 '보는 즐거움'이 배가되는 힌트를 한 가지 전해드리려 한다.

세계적으로 널리 알려진 다양한 명화도 일본에서 관람할 수 있는 시대가 되었다. 때문에 자주 미술관을 찾는 사람이 적지 않을 것이다.

만약 미술관에 간다면 꼭 오전에 방문하기를 권한다. 전시된 작품이 많을 때는 하루에 다 보려고 애쓰기보다 며칠에 걸쳐 보고 싶은 그림을 천천히 감상하는 것이 현명한 방법이다.

색은 세 종류의 시각세포인 원뿔세포가 감지한다. 빛이 들어오면 원뿔세포의 단백질이 분해되면서 전기신호로 변환된다. 그 전기신호의 세기를 비교해서 뇌가 색을 구분한다.

본문에서도 소개한 색을 구분하는 원리인데, 그림을 감상하면서 이 원리가 작동되면 점점 색을 분간하기 힘들어진다. 시각세포도 지치기 때문이다.

색의 감동을 느낄 수 있는 시간은 오전이다. 기상 후 얼마간은 뇌도 완벽한 컨디션이 아니기 때문에 일어나서 대략 1시간 이후부터 오전 사이가 절호의 타이밍이다. 모처럼 명화를 감상한다면 꼭 이 시간대를 추천한다. 그림 감상뿐만 아니라 옷을 사러 갈 때도 충분히 둘러 보고 선택할 생각이라면 마찬가지이다. 꼭 오전에 방문하기를 바란다.

눈의 피로란 바로 이런 것이다. 전문 화가 중에는 오전에만 그림을 그리고 오후에는 그리지 않는 사람도 적지 않다. 색감이 달라지기 때문이다.

나도 되도록 오전에 자연광 속에서 그림을 그리고 싶지만, 평일에는 진료와 수술이 있어서 어쩔 수 없이 한밤중에 그릴 때가 있다. 그럴 때는 색을 확인하기가 어렵다. 색이 조금씩 달라지지 않도록 세심한 주의를 기울이기 때문에 금방 지쳐버린다. 그렇지만 그럼에도 그림을 그리고 싶다.

또한 나는 안과 의사로서 모든 거리를 나안으로 볼 수 있게 하겠다는 마음가짐으로 환자를 대한다. 백내장의 다초점 렌즈 삽입 수술은 물론이고, 근시 교정 수술에서도 세계적으로 초기 단계에서부터 수술법의 연구 개발에 몸담아 왔다. 이 역시 모든 사람이 맨눈으로 세상을 보기 바라서였다.

미술관에 갔을 때 모든 거리에서 맨눈으로 그림을 볼 수 있다면 더할 나위가 없을 것이다. 큰 그림은 멀리서 전체적인 조화를 즐기고, 작은 그림이나 세부 표현을 볼 때는 가까이에서 화필의 터치 등을 살필 수 있다.

레오나르도 다빈치의 걸작 〈모나리자〉도 전체 그림의 미소를 보고 싶다면 떨어져서 보아야 하고, 회화 기법에 관심이 있다면 다가가서 보아야 한다. 사실 〈모나리자〉는 가까이에서 보면 작은 균열과 과거에 폭한에게 입은 상처의 흔적도 보인다. 그림의 인상은 보는 거리에 따라 달라진다. 이런 즐거움도 맨눈으로 감상할 때 가능하다.

안과 의사이자 화가로서 나 역시 더욱더 열심히 정진하면서 100년 시력과 함께 인생을 즐기고 싶다. 여러분도 부디 잘 보이는 풍요로운 인생을 마음껏 누리기를 진심으로 바란다.

2023년 12월

후카사쿠 히데하루

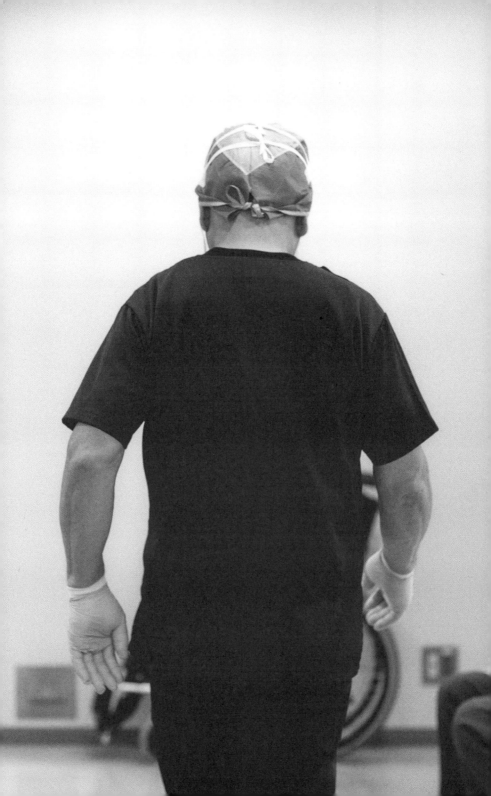

행복하고 아름다운 인생 후반전을 위한

80세의 벽

와다 히데키 지음 | 김동연 옮김 | 15,800원

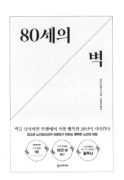

최고의 노인정신의학 전문의가 전하는
행복한 노년의 비밀

벽을 넘어서면 인생에서 가장 행복한 20년이 기다린다
손쉽게 벽을 넘어 수명을 늘리는 정답이 있다! 누구보다 행복하게
80세의 벽을 넘기 위해 알아야 할 것들을 최고 권위의 노인정신건강
의학 전문가가 전한다.

80세의 벽[실천편]

와다 히데키 지음 | 김동연 옮김 | 16,800원

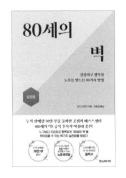

건강하고 행복한 노후를 만드는 80가지 방법

누적 판매량 70만 부를 돌파한 베스트셀러 『80세의 벽』 후속작
건강한 노후 관리의 결정판. 건강수명을 쉽게 늘리는 노화 취급 설명
서! 최고 권위의 노인정신의학 전문가가 전하는 벽을 넘어 인생에서 가
장 행복한 20년을 만날 수 있는 생활 속 80가지 실천법

백년 심장 만들기

이케타니 도시로 지음 | 이효진 옮김 | 주현철 감수 | 17,000원

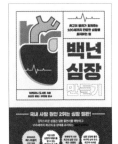

최고의 명의가 이야기하는
100세까지 건강한 심장을 유지하는 법

60세가 넘어도 '혈관 나이 30세'인 최고의 명의가
올바른 심장 관리법을 전달한다

작은 생활 습관을 바꾸는 것만으로도 심장 질환 돌연사를 예방할 수
있다. 현대인들의 생명을 앗아갈 수 있는 심혈관 질환의 근본적인 원
인을 알기 쉽게 설명하며, 일상에서 실천할 수 있는 예방법을 구체적
으로 알려주는 심장 설명서.

한스미디어의 시니어 라이프 도서

오십에서 멈추는 혈관 백세까지 건강한 혈관

구리하라 다케시, 구리하라 다케노리 지음 | 이효진 옮김 | 16,800원

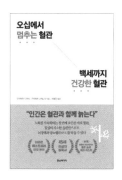

혈관의 노화를 늦추면
누구나 느리게 나이 들 수 있다

"인간은 혈관과 함께 늙는다"

노화를 가속화하는 첫 번째 요인은 바로 혈관. 일상의 사소한 습관만으로도 뇌경색과 당뇨병의 85%를 막을 수 있다. 우리 몸의 중요한 기반 시설인 혈관을 건강하게 유지하고 더욱 좋아지게 만드는 쉽고 간단한 그리고 완벽한 비결을 공개한다!

100년 무릎

다쓰미 이치로 지음 | 김현정 옮김 | 17,000원

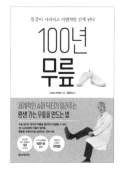

통증이 사라지고 마법처럼 걷게 된다

세계적인 슈퍼 닥터가 알려주는
평생 가는 무릎을 만드는 법

수술 없이도 망가진 무릎을 얼마든지 되살릴 수 있다! 20년 동안 1만 4,000명의 무릎이 알려준 통증을 근본적으로 없애주는 진짜 치료에 대해 이야기한다.

지금부터 다르게 나이 들 수 있습니다

마크 아그로닌 지음 | 신동숙 옮김 | 18,000원

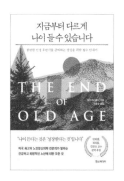

찬란한 인색 후반기를 준비하는
당신을 위한 필수 안내서

"나이 든다는 것은 성장한다는 것이다"

미국 최고의 노인정신건강의학과 전문의의 건강하고 희망적인 노년에 대한 임상보고서. 우리 몸과 두뇌는 나이가 들면 기능이 쇠약해지고 퇴보하는 것이 분명하지만, 전체적인 기능은 전과 다름없이 안정적으로 작용하며, 어떤 측면은 오히려 개선되기도 한다. '어떻게 나이 들어갈 것인지'에 대한 답을 스스로 찾을 수 있는 책

100-NEN SHIRYOKU
Copyright © Hideharu Fukasaku, 2023
Korean translation copyright © 2024 by Hans Media, All rights reserved.
Original Japanese edition published by Sunmark Publishing, Inc., Tokyo, Japan.
Korean translation rights arranged with Sunmark Publishing, Inc. through Danny Hong Agency, Seoul.

읽으면 눈이 좋아지는 책

1판 1쇄 인쇄 | 2024년 06월 25일
1판 1쇄 발행 | 2024년 07월 08일

지은이 후카사쿠 히데하루
옮긴이 김동연
펴낸이 김기옥

경제경영팀장 모민원
기획 편집 변호이, 박지선
마케팅 박진모
지원 고광현
제작 김형식

표지 디자인 유어텍스트
본문 디자인 푸른나무디자인
인쇄 · 제본 민언프린텍

펴낸곳 한스미디어(한즈미디어(주))
주소 04037 서울특별시 마포구 양화로 11길 13(서교동, 강원빌딩 5층)
전화 02-707-0337 | 팩스 02-707-0198 | 홈페이지 www.hansmedia.com
출판신고번호 제 313-2003-227호 | 신고일자 2003년 6월 25일

ISBN 979-11-93712-40-5 (03510)